肾调养书：
肾不虚，人不老，
百病也不侵

这样做，让过劳、健忘、衰老的肾虚症状通通消失

杨静浦 编著

长江出版传媒
湖北科学技术出版社

图书在版编目（CIP）数据

肾调养书：肾不虚，人不老，百病也不侵 / 杨静浦编著. — 武汉：湖北科学技术出版社，2016.4
ISBN 978-7-5352-8383-2

Ⅰ.①肾… Ⅱ.①杨… Ⅲ.①补肾—养生（中医） Ⅳ.①R256.5

中国版本图书馆CIP数据核字(2015)第297466号

著作权合同登记号　图字：17-2015-078号

本著作通过四川一览文化传播广告有限公司代理，由人本自然文化事业有限公司授权出版简体字版。

责任编辑：赵襄玲　许　可	封面设计：烟　雨
出版发行：湖北科学技术出版社	电　　话：027-87679468
地　　址：武汉市雄楚大街268号	邮　　编：430070
（湖北出版文化城B座13-14层）	
网　　址：http://www.hbstp.com.cn	
印　　刷：北京佳信达欣艺术印刷有限公司	邮　　编：101111

889×1230　1/32	5.5 印张	200 千字
2016年4月第1版		2016年4月第1次印刷
		定　价：35.00元

本书如有印装问题可找本社市场部更换

让你恍然大悟的肾虚真相

如果你有下面的症状，一定要看这本书！
- 越来越爱吃重口味的食物。
- 才三四十岁，就已经有不少白发或容易掉发。
- 每天早上天快亮的时候就会拉肚子。
- 站立超过1小时，就会觉得腰脚无力。
- 夜尿至少3次以上，但每次尿量都不多，白天也有尿频的现象。

这些现象全是"肾"发出的警讯，告诉你：它累了，虚了，需要休息了。

当肾处于衰弱的状态时，就称为"肾虚"。从中医的角度来看，肾不仅是指泌尿系统，还包括生殖系统、免疫系统与内分泌系统。所以，肾虚不仅是指肾功能不好，更是器官功能衰退或身体衰老的表现。

父母传给我们的先天之气就是肾气，也是我们常听到的"元气"。肾气和一个人健不健康、会生什么病、会活多久都有关系。

如果父母给了我们充足的气，我们的身体就会像装了满满一罐瓦斯一样，元气非常充盈饱满，但是，如果我们不好好珍惜，把瓦斯开关开得很大，元气就会消耗得很快，寿命变短。如果父母体质不好，给予我们的元气也会不足，就像只有半罐瓦斯一样，但如果懂得节约使用，同样也可以长寿。

过劳、熬夜、饮食无度、性生活过度等不良习惯，会过度透支肾气，使肾功能减退，而导致身体出现失眠、肥胖、黑眼圈、白发、不孕、耳鸣等病症。除了出现上述健康问题，肾气衰退的人还会饱受情绪不稳、健忘、自律神经失调的困扰。

对此，我们特别采访了3位兼具中、西医执照的医师，从中、西医的角度正确认识肾虚，以及爱肾护肾的方法，帮你延缓衰老，增强活力和免疫力。

现任中国台湾台北市立联合医院阳明院区中医科主任的赖荣年医师说，台湾的中医不分科，去看中医被告知肾虚时，不要急着去找西医验尿，或是对肾脏做X线或超声波检查，应该追问医生，自己的哪些症状说明肾虚？是属于泌尿科、心血管科、精神科，还是其他科室的疾病等，千万不要自以为是或断章取义地去曲解肾虚。有的人睡眠不好也可能是肾虚引起的！

对于肾虚，许多人都存在误解，以为补肾就是壮阳、强身。中国台湾中医抗衰老医学会理事长王凯锵表示，肾虚不是男人的"专利"，女生也会肾虚，比如痛经、不孕、皮肤粗糙、有黑眼圈、怕冷（即使大热天仍然要穿外套）等，这些都是肾气亏虚的症状。

打造强肾力，最好的方式之一就是运动。中国台湾家庭医学科专科医师梁文深指出，大步走是最有效的护肾运动。因为大步走可以增加肌肉的力量，还能刺激后侧那只脚上的膀胱经与肾经，使腿脚的经络畅通、经筋舒展。每天持续走20~30分钟，相当于拉了半小时的筋，筋长1寸，就能寿延10年。

目录 CONTENTS

第1章 肾老人就老：老了，累了，变笨了，都是肾虚惹的祸

1. 50%以上的人都对肾虚有误解 ·················· 2
   - 肾有三生三抗的功能
   - 肾虚不只是肾脏的衰竭，更是整个身体的衰竭
   - 肾虚=衰老
   - 肾阳虚会怕冷，肾阴虚则易热
2. 想要健康地慢老，就要把肾气的开关转小 ·················· 10
   - "精"就是"钱"，有钱才能买身体需要的东西
   - 肾气银行也要开源节流，量入为出
   - 为什么我们不能"活到天年"
3. 过劳会让肾停机或跳闸 ·················· 15
   - 肾上腺跟你一样也需要休息
   - 长期过劳，最先受伤的就是肾
   - 你的肾上腺累了吗？检测你的压力
4. 肾是人体水液代谢的总开关 ·················· 21
   - 肾负责水液代谢的功能
   - 按压穴位，打开身体的水源
5. 养肾先顾胃，胃好肾气就旺 ·················· 27
   - 晚上尽量不要吃水果
   - 戒掉无糖不欢的习惯
   - 冰是饮食的违禁品
   - 多吃好油，远离坏油

6. 长期大量服药，会加重肾脏负担 ················· 33
   - 容易伤肾的中药材
   - 止痛药及非类固醇消炎止痛剂
   - 感冒糖浆
   - 降血压药

7. 久病不愈，是肾气衰弱造成的 ··················· 37
   - 邪不胜正，人就不容易生病
   - 养好肾气，就能提升免疫力

8. 缺乏安全感的人，可能是肾出了问题 ··············· 40
   - 情绪也需要排毒
   - 调养出不易惊恐的情绪体质

9. 冬天护肾，为来年的健康打下基础 ················ 45
   - 冬天要好好养肾的4种人
   - 肾气不足要这样补

10. 学会让大脑关机 ··························· 51
    - 补脑不如先补肾
    - 肾被累虚，忘性会比记性好
    - 脑肾同养是减压秘诀

11. 爱吃重口味，小心是元气大伤的表现 ··············· 56
    - 口味越吃越重，是因为你的元气不足
    - "谨盐"才能"肾行"

12. 1分钟测试你是不是肾气透支的"日光族" ············ 60

第2章 健康逆转肾：肾不累，百病就会消

1. 肾气足，皮肤就会紧致有弹性 ················ 68
   - 养颜除皱就要养肾阴
   - 有肾病的人看起来比较老
2. 心肾不交，让你失眠多梦 ···················· 74
   - 心火不降，肾水不升，人就会睡不着
   - 让心肾相交的助眠法
3. 肥胖，也可能是肾气虚的表现 ················ 79
   - 肾阳虚是下半身肥胖的罪魁祸首
   - 耳穴疗法可减重
4. 肾精是耳朵的"助听器" ······················ 83
   - 肾气虚会使耳窍得不到营养的濡养
   - 过劳、压力大有可能失聪
5. 以肾为本，兼顾其他脏腑，就是长高良方 ······ 86
   - 1岁前与青春期是长高的关键期
   - 调养体质可以长高
   - 减压和营养也很重要
6. 拒绝腰酸背痛 ······························ 92
   - 会引起腰背疼痛的肾脏疾病
   - 肾气一虚，腰必痛矣
   - 敲带脉能治腰痛兼减肥

7. 肠道出清，强化排便力 96
   - 便秘是检测健康的指标
   - 摩腹能改善恼人的便秘问题

8. 美发黑发，从养肾开始 99
   - 肾精耗损，头发白得快
   - 伤肝也容易掉头发

9. 从熊猫眼解读健康 103
   - 肾虚型的熊猫眼由睡眠不足造成
   - 肝肾阴虚的黑眼圈，常伴有肩颈僵硬的问题

10. 女性必知的月经调养术 107
    - 月经周期，就是身体里的潮汐
    - 肾经出于水，经调百病消

11. 不孕不育，都是肾虚惹的祸 111
    - 你的生殖系统疲劳了吗？
    - 自制鸡精，是治疗不孕症的最好方法

12. 憋尿小动作，是肾的大危机 115
    - 憋尿伤肾又伤肝
    - 憋尿憋出的4种常见病

13. 存骨本顾骨骼，预防骨质疏松 120
    - 年龄，决定骨骼的密度
    - 肾虚致骨痿
    - 这样补钙才正确

第3章　10招打造强肾力

1. 黑色食物就是青春秘方 …………………… 126
   - 遇黑三分补
2. 按压能延年益寿的涌泉穴 ………………… 129
   - 长寿第一大穴
   - 刺激穴位的方法
3. 头凉脚暖的足浴养生法 …………………… 132
4. 双手攀足就能固肾腰 ……………………… 135
5. 熬夜，就是慢性自杀 ……………………… 141
   - 不要违背身体的生理时钟
   - 熬夜容易上火
6. 缓解"肾竭"的补肾呼吸法 ……………… 145
7. 大步走，能拉筋益寿 ……………………… 148
   - 跨步走出好"肾"活
8. 神奇的腹式呼吸法 ………………………… 151
   - 短而浅的呼吸只是做虚功
   - 让身心都健康的呼吸法
   - 腹式呼吸法这样做
9. 流传千年的叩齿、咽唾、提肛、摩腰养生术 ……… 157
   - 叩齿、咽唾：肾强腰壮，健脾胃
   - 提肛：紧实臀部，改善尿失禁
   - 摩腰：强筋健骨，延年益寿
10. 拉拉耳朵，可以护肾抗老 ………………… 164
    - 提拉法、按压法、指推法

第1章

肾老人就老：
老了，累了，变笨了，
都是肾虚惹的祸

1. 50%以上的人都对肾虚有误解

根据国内一家知名健康杂志对国人进行的"中医药迷思大调查"的结果发现，过半数的民众以为"肾亏（肾气虚）是指肾不好"。

在不少人的观念中，肾虚与阳痿是画等号的。一些性功能障碍患者的确存在肾虚的问题，但这只是极少的一部分。

肾有三生三抗的功能

赖荣年医师表示，肾脏在西医学中属于泌尿系统，与传统中医所讲的肾亏没有关联。事实上，"肾亏""败肾"这些名词是民间的说法，比较正统的说法应该还是"肾虚"。

对"肾脏"和"肾虚"的混淆，其实也是对中医和西医概念的混淆。

西医所说的肾脏，指的是制造尿液的器官，它就像一个过滤器，能排出尿液，清除体内生成的垃圾和毒素。同时它也具备内分泌的功能，维持体内环境的平衡和稳定。我们常听到的"尿毒症"，就是由于肾脏被过度损害，导致体内的垃圾和毒素排泄不出去，体内酸碱紊乱造成毒害。

而中医所说的"肾"，已经远远超出泌尿系统的范围，它不仅包括肾这个实质器官，还是人体一部分功能的总称。除了西医学的实体肾脏（泌尿系统），还包括西医学的生殖系统、免疫系统与内分泌系统。

王剀锵医师进一步解释，肾有"三生、三抗"的功能，三生就是生殖、生长、生育，三抗就是抗压、抗老、抗衰。

生殖，攸关繁衍的能力；生长，决定一个人能否长高、长大；生育，与不孕或不育有关。

至于抗压，指的是肾气足时，才能发挥固摄的作用以对抗地心引力，否则就会出现皮肤松垮、脏器下垂的现象。而抗老和抗衰，则是指肾气虚弱与压力、生理机能衰退、饮食作息失调等有关。

肾虚不只是肾脏的衰竭,更是整个身体的衰竭

简单来说,肾虚就是肾气虚。当肾处于衰弱的状态时,就说明肾累了、疲倦了,不想工作了。其外在的反映是导致人体疲劳无力。

这不仅仅是肾脏、生殖器官、泌尿器官等脏器的衰竭,还代表了整个身体的衰竭。

从中医的理论来看,人体的五脏六腑需要保持平衡,各个脏腑的状态和能力不会相差太多。所以,当一个器官产生问题的时候,其他的器官也会受到影响。

肾虚的症状主要表现在以下几个方面:

- **脑力**:没有活力、健忘、注意力不集中等。
- **免疫功能**:人体的抵抗力会下降,容易生病。
- **情绪**:容易情绪失控、焦虑、忧郁、易怒、烦躁等。
- **意志**:缺乏自信、对工作与生活没有热情、缺乏意志力。
- **性功能**:男性性欲降低,阳痿或遗精、早泄、不育等;女性闭经、月经不调、不孕等。

- **泌尿系统：**有尿频、多尿、小便清长等症状。
- **其他：**腰酸无力、视力和听力减退，脱发或有白发、黑眼圈、皮肤出现皱纹和色斑等。

这样看来，肾虚与人的生长、发育、智力、衰老、生育都有着密切的关系。

但反过来说，有了上述症状，并不一定就是肾虚。腰酸、腰痛、性功能低下等一些症状，的确可能是肾虚的重要警讯，但是并不能因此就简单地把这些症状和肾虚画上等号。比如风湿、过劳、扭伤、尿道炎、肾结石等也会造成腰痛，从中医的角度分析，除了有肾虚的可能外，也可能是瘀血、湿热、风寒等因素导致的。所以，肾虚是一个综合的症状，而不是一个简单的症状。

肾虚=衰老

中医谈到的肾气衰减，从现代医学来看就是老化现象。

虽然肾虚不能代表单一的病症，但肾虚一定是器官衰老或年龄衰老的表现。

王凯锵医师表示，不论是中医或西医，都认为肾虚与衰老理论学中占有重要地位的三大学说——神经内分泌学说、免疫学说、自由基学说，有着密切的关系。也就是说，肾虚会导致内分泌失调、免疫机能紊乱、清除自由基能力下降，而这些都是导致衰老的原因。

女子"七七，任脉虚，天癸竭"；男子"八八，五脏皆衰，筋骨解堕，天癸尽矣"。这是《黄帝内经》对于人体成长与肾气关系的描述。天癸是肾脏所分泌的一种类似激素的物质。这句话的意思是说，当女子超过49岁，男子超过64岁时，身体各方面的机能状态都会开始走下坡路，肾气也逐渐衰竭，出现肾虚。

所以，女子的生理状况每隔7年会发生一次很明显的改变，男子则是每隔8年就会出现一次生理上的变化。人的生长、发育、老化过程，都有一定的顺序与节奏。

"年四十，而阴气自半也，起居衰矣"，中年是人体由盛而衰的转折点，过了40岁之后，肾气就下降到只有原来的一半，各种衰退迹象由此开始。

肾为五脏之母，肾虚衰会导致肝衰、心衰、脾衰、肺衰，所以可以说"肾气一亏，五脏皆亏"。

从西医的观点来说，40岁后肾脏开始老化，肾血流量下降，肾功能开始走下坡。每增加1岁，肾功能就下降1%，肾脏也会慢慢缩小。

所以，在40岁之后，要放慢生活的脚步，把健康摆在第一位，让身体能用得久一点，只有这样，才不会"年轻时用健康换金钱，年老了用金钱换健康"。

肾阳虚会怕冷，肾阴虚则易热

不一定所有的"肾虚"都会导致男性"不举"，也不是所有的肾虚者都是体质瘦弱。有的人看起来人高马大，虎背熊腰，但并不一定代表他精气充盈。

肾虚分为肾阴虚和肾阳虚，并不是说女性就是阴虚，男性就是阳虚。梁文深医师说，在他的接诊经验中，不乏阳虚症状的女性，例如，很多女孩子怕冷，即使是在夏天也穿着很厚的衣服，这就是肾阳虚的表现。

肾阳虚就是"肾气虚"加上"寒"。阳气就像身体里的太阳，万物生长要靠太阳，人体维持健康也要靠肾阳。如果阳气不足，身体的"火力"不够，就会畏寒怕冷。

所以肾阳虚的主要症状是特别怕冷，脸色苍白，看起来总是一副精神不振的样子，容易出现黑眼圈、腰酸、尿频、腹泻的症状。在治疗上，常用的方药是桂附八味丸。

肾阴虚就是"肾血虚"加上"热"，也就是我们常听到的"阴虚火旺"。"阴"就是"阴液"，体内的一切液体都属于"阴"的范畴，包括津液、血液、精液等。

阴液对人体能产生滋养濡润的作用，如果肾虚便会水亏，人体得不到阴液的滋润，就会表现出类似上火的症状。例如，便秘、皮肤干燥，更年期常见的盗汗、潮红、耳鸣、晕眩、口干等，就是典型的肾阴虚症状。

另外,比如男性对房事不感兴趣,女性月经量过少,还会出现痛经等,也是肾阴虚的表现。可以在咨询医师后服用知柏八味丸。

养肾小秘方 肾脏有问题,该看中医还是西医?

关于这个问题,3位兼具中、西医执照的医师都认为,建议是先看西医。

赖荣年医师解释,如果是非常典型的细菌性感染,例如肾炎、急性膀胱炎等,使用西医的强项——抗生素来解决是十分有效的。

如果是肾功能低下,但还不至于到做肾透析(俗称"洗肾")的程度,可以用针灸的方式,让肾功能恶化的速度减慢。其实,成人的肾功能是每年都在下降的,没有人例外。"如果大家都活到150岁,估计都需要洗肾,只是我们还来不及洗肾就死了。"赖荣年做了这样的形容。

他表示,除了针灸之外,还可以辅以中药进行补气,来减缓肾透析患者容易疲劳、酸痛等症状。

2. 想要健康地慢老，就要把肾气的开关转小

我们常常听说，元气不足的人，要补充元气。那么，究竟什么是元气？

元气产生于生命形成之时，来源于父母的遗传，存于人体的肾脏。所以，肾气就是元气，也是先天之气。

基本上，我们会生什么病、能活多久等都与肾有关。

"精"就是"钱"，有钱才能买身体需要的东西

人是由精、气、神三部分所组成。肾脏强健，则精、气、神充沛。

但是，到底什么是精、气、神呢？

梁文深医师解释，"精"泛指人体中的液态物质，如：血液、激素等；"气"由精转化而来，是

让各器官正常运作、代谢的能量；"神"则是意识、思维等表现。精、气、神不足，就容易出现疲倦、失眠、注意力不集中、免疫力和代谢低下、手脚冰冷等问题。

肾可以说是人体五脏的根，元气、元精都保存在肾里面，人体会随着肾气的逐渐旺盛而生长发育，直到成熟。所以肾精能提供给身体活力，让我们的生活充满能量。要想养足精气神，关键在于养肾精。

国内知名的养生专家曲黎敏也曾做了一个生动的比喻：肾藏精，而"精"就相当于现代人的钱，当我们的身体需要什么的时候，把精调出来，就可以买到你需要的东西。例如，缺气的时候，只要调出精来，就可以补气。

肾气银行也要开源节流，量入为出

"四十而视茫茫，发苍苍，齿牙动摇"，这是韩愈对自己在步入不惑之年就开始出现衰老现象的感叹。相信许多年届中壮年的人对这样的描述心有戚戚焉。

"人的身体好比银行，肾气就是我们的存款。"赖荣年医师是这样形容肾气对人的重要性的。

多数人的"气"在30岁左右是一生中最充足的时候，之后，气就会逐渐消退，精力明显不如从前，出现筋骨酸痛、皱纹、白发等现象。

这时候如果又做些不利于健康的事，身体就会向我们的中央银行（精、神、奇经八脉等）借钱。今天透支一点、明天透支一点，而且还没有良好的还款计划，时间久了，不只是中央银行，连国库（肾）也会被掏空到无法应对。无度挥霍健康，就像国家债台高筑，面临破产，身体从此一败涂地。

所以，当健康不断透支时，身体会通过腰酸背痛、头痛、感冒等反应，告诉你需要注意了，这些症状都是身体在提醒你：精气不足了，存款透支了，需要开源节流了。

为什么我们不能"活到天年"

所谓的"活到天年"，在中医看来，是指自然寿命可以活到的年龄。那么，究竟人应该活到的岁数是多少呢？

《黄帝内经》里说："尽终其天年，度百岁乃去"，认为天年是100岁。《尚书》提出："一曰寿，百二十岁也"，即活到120岁。闽南语也有句祝福人长寿的谚语是"健健康康呷百二"。这样看来，中国人认为人的寿命应该是100～120岁。

但是在现实生活中，极少有人能活到天年。主要就是因为人的实际寿命，除了靠前面我们所说的父母给的先天元气，也就是肾气是否充足而定，更需要靠后天的饮食有节、生活规律等来维持。

现在许多人不懂得珍惜健康，在年轻时可能还没有什么不适的症状，因为身体正处于蓬勃旺盛的时期。但等到30岁之后，会慢慢出现衰老的现象，体力逐渐走下坡路，在年轻时种下的不良习惯的种子，就会开始发芽、结恶果了。

王凯锵医师以运动员为例做了进一步说明，运动选手看起来都精力充沛、体格壮硕，照理说应该是先天条件比较好的人，但是密集的体能训练，其实容易耗损肾精。因此，他们的平均寿命通常都不长，甚至可能比一般人的平均寿命要短。

这个现象，可以用老子《道德经》提出的"物壮则老"来说明：事物过分强壮就会走向反面，物极必反。如果一个人过分恃强好胜，不爱惜身体，让肾精过度透支，健康就会出现问题。

虽然一般人不会像运动员一样做太多超过自己所能负荷的体能活动，但是过劳、压力过大、熬夜、饮食无度、性生活过度等，同样也会让肾功能减退，元气透支。长期肾精不足，不但健康会出现问题，而且还会导致情绪不稳、记忆力减退、注意力不集中等。

通过摄取均衡的营养、恢复正常的作息、运动等方式来消除疲劳，可以维持肾气，延长肾的"保固期限"。

3. 过劳会让肾停机或跳闸

唐代大医学家孙思邈曾对"过劳"这么说明过:"养性之道,常欲小劳,但莫大疲。"这里所说的小劳,是指运动或适量的体力劳动,而大疲就是现代人常见的过劳现象。

过劳,就现代人来说,不只是体力上的劳动过度,还包括脑力的疲乏和压力所产生的精神和身体上的各种问题。

从中医的角度来看,过劳会伤肾,身体超负荷运转会损耗肾精。从西医的观点来看,对于一般上班族或年轻人来说,最常见的肾虚就是肾上腺功能衰退,也就是过劳。

许多人对过劳认识不清,常流于字面的解释,认为过劳就是"过度劳动",只要稍事休息就能恢复。殊不知,过劳的情况如果不尽快解决,就会使身体的免疫系统低下、自律神经失调,各种身体的、心理的疾病也会纷纷来报到,严重的话,还会导致心血管疾病,造成猝死。

肾上腺跟你一样也需要休息

王凯锵医师解释,当人处在神经紧绷的状态下,肾上腺会分泌皮质醇,也就是所谓的压力激素,以刺激身体释放能量,对抗压力和周遭环境的威胁。

但是如果长期处在睡眠不足或紧张高压的状况下,脑部就会持续不断地分泌压力激素,长久下来,肾上腺素就会"过劳"衰退,导致压力激素分泌减少或失调。这时,人体就会出现许多不适的现象,例如:早上起不来,常常要借助咖啡、茶、香烟等来提神,还有肌肉酸痛、头痛、失眠、过敏、免疫力低下、对事物失去兴趣等,这就是肾上腺疲劳综合征,与中医所指过劳引起的"肾虚"的症状相同。

如果我们不把身体显露出来的警讯放在心上,继续虐待身体,可能就会导致心血管变化,造成器官功能低下,进而引发心脏病或脑卒中(俗称"脑中风")而猝死。

现代人生活、工作压力大,在身体的能量已经释放到极点的情况下,还想压榨出更多能量,不断用应酬、玩乐、熬夜等方式,强迫肾上腺"加班",久而久之身体就垮了。

长期过劳,最先受伤的就是肾

中医说:"肾为作强之官。"强是强壮的意思,肾如果不作强,人体就容易疲倦。现在人的生活与精神压力都很大,在得不到充分休息的情况下,还要咬紧牙关撑下去,压榨自己的体力,肾就容易出现问题。

如果把身体的能量,比作一颗充电电池,那么电力的来源有两个:脾胃是主要的发电机,肾气则是备用发电机。当身体的"电力"足够时,能量的主要来源可以通过脾胃消化食物获取营养来从容不迫地供应。但是当电池的电力下滑到一定的程度,那么备用发电机,也就是肾气,就会启动。

然而,这个备用的发电机只是拿来"以备不时之需",如果过度使用肾气,譬如长期日夜颠倒、过度操劳,这个备用发电机迟早会 "停机""跳闸""烧坏",身体就会出现虚弱、失眠、心悸、发抖、恐慌等警讯。

你的肾上腺累了吗？检测你的压力

日本医生兼知名作家冈本裕曾在书中提到：在癌症患者的相关资料里，擅长忍耐的"好人"并不长命。

他发现，在很多病例中，压力可能是导致癌症发生的最大原因。这些人在生活中都比较被动，想法也比较消极，对身体造成了很大的影响。

大家对压力的负荷有很大的误解，认为"可以忍受的压力都不算太严重"。事实上，在无法忍耐的情况下，人的本能反应一般是换个方向转换心情，所以压力不会持续太久。但是强迫自己去忍受令人讨厌的压力，会让身体失去最重要的压力检测感觉，也就是说"讨厌"的感觉会变得麻痹。如此一来，身体就越来越不会感觉压力太大，也不会想办法去回避压力，身心所受的伤害不知不觉地变得越来越大。

你可以通过下面的测验，看看自己是否正在过度忍受压力。

（1）觉得没时间休息，每天都会想着工作。
（2）觉得时间不够用，所以要分秒必争。
（3）觉得工作太多，无法应付。
（4）觉得上司和家人都不欣赏自己。
（5）遇到挫折时，容易发脾气。
（6）担心别人对自己的工作表现评价不好。
（7）有头痛、胃痛、背痛的毛病，难以治愈。
（8）与家人、朋友、同事相处时，常会不自觉地发脾气。
（9）与人谈话时，常打断对方的话题。
（10）需借助烟酒、药物、零食等，抑制不安的情绪。
（11）空闲时休息一下，会觉得内疚。
（12）做事急躁、任性，事后常感到后悔。
（13）工作太多，担心每件事无法都做到尽善尽美。
（14）需要借助安眠药帮助睡眠。

（15）担心自己的经济状况。

（16）睡前思绪起伏，牵挂很多事情，难以入眠。

（17）觉得自己不应该享乐。

计分方式

从未发生=0分，偶尔发生=1分，经常发生=2分

分析

0~10分：精神压力小，但可能生活缺乏刺激，比较简单沉闷，个人做事的动力不大。

11~15分：精神压力中等，虽然有时会感到压力较大，但仍可应付。

16分以上：精神压力偏大，要想想压力的来源，寻求解决办法。

4. 肾是人体水液代谢的总开关

我们每天都会喝很多水，水喝进肚子里后，首先要输送到各个器官供人体使用，使用不了的经过代谢系统排出体外，这就是人体水液代谢的大致过程。在这个过程中，肾就是人体水液代谢的"总开关"。

从这方面来看，中医所说的肾功能跟西医说的泌尿系统功能相似。

肾负责水液代谢的功能

从中医理论来看，人体的水系统是这样运作的：脾主运化，运就是运输传送，除了将从饮食中所吸收的营养物质运达全身之外，还借助血液循环向全身输送水分。

脾脏可以将器官代谢的水液下输给肾脏，就像是身体的污水排放系统，将各个脏器送来的含有污水的血液，送到肾脏这个污水处理中心进行过滤后，再送到膀胱，最后废水（尿液）由膀胱排出体外。

从阴阳五行的学说来看，"肾主水"，就是说肾具有主持和调节人体水液代谢的功能，有"水脏"之称。人体有80%是由水构成的，也就是说这80%的水排泄正常与否是由肾决定的。

王凯锵医师进一步解释，肾阳具有温化、蒸化，也就是气化作用，一方面可以将从饮食中获得的水分，或是肾脏再次吸收的水分，输送到全身各组织器官，一小部分则转化成为人体的津液（体内正常的水液，如泪液、唾液、肠液、关节液等），以补充血液容量，以及产生滋养五脏六腑、组织器官的作用。

另一方面，肾还可以将各脏腑、组织器官利用后的水分（包括身体的代谢废物），转变为汗液和尿液后排出体外。

换句话说，当需要把水分排出体外时，例如排尿、排汗等，肾这个人体津液的总开关，就会打开开关；需要把水分留在体内的时候，就会关上开关。

一旦"总开关"出现问题，该打开的时候打不开，身体里的水液不能正常代谢到体外，多余的水滞留在体内，就会出现水肿、黑眼圈、眼睑浮肿、大量流汗、尿频、痰或鼻涕过多等问题。

相反地，该关上的时候关不上，使人体的水液流失过多，就会出现遗尿、尿失禁与排尿功能障碍等相关的症状，还有口干、皮肤干燥或瘙痒、眼睛干燥（干眼症）等问题。

按压穴位，打开身体的水源

当肾管理水液代谢的功能出了问题时，赖荣年医师建议，可以按压下面几个穴位，帮助改善肾功能。

★然谷穴

如果夜里心烦睡不着觉，还有口干的现象，这是阴虚火旺造成的，可以按压然谷穴（足内踝尖下方有一块高骨，即足舟骨，足舟骨的粗隆下面即为穴位）。

"然"就是古字的"燃"，然谷穴是肾经的第二个穴位，也是肾经的荥穴。荥穴属火，肾经属水，然谷穴的作用就是燃烧水气，平衡水火。如果心火太大，总是觉得喉咙干，想喝水，就说明心火比较旺，按压然谷穴，就会觉得嘴里多了些唾液，不会那么渴了。

✪ 复溜穴

复溜的意思就是让停下来的水重新流动。复溜穴（小腿内侧足内踝后上三指横幅）能治疗肾功能失常所导致的水液代谢失常，比如水肿、腹胀、盗汗、尿失禁等症状。

✪ 水泉穴

水泉穴（内脚踝顶点与脚跟正后方交接处）能治疗所有与水液代谢失常有关的问题，使尿液畅通，排出体内毒素，消除水肿。

刚上完厕所又有尿意，这叫作"小便不利"，是肾气不足的现象，也是男性前列腺炎常见的症状。按压水泉穴能缓解这个问题。

★ 太溪穴

太溪就是大的溪流。太溪穴（足内踝后方，在内踝尖与跟腱之间的凹陷处）是提供身体"水源"的重要来源，与肾脏的关系密切。

失眠、上火、口渴、便秘、皮肤干燥等，这些都是肾阴不足的关系，按揉此穴就能补肾阴。

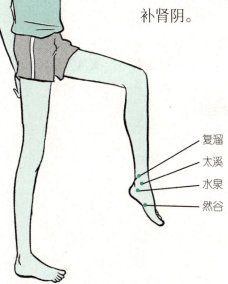

▲ 改善水液代谢失常的穴位

养肾小秘方 唾沫和口水异常是脾虚、肾虚

《黄帝内经》说:"五脏化液,心为汗,肺为涕,肝为泪,脾为涎,肾为唾。"意思是说,异常出汗可能是心脏的问题,鼻涕多可以从肺找病源,眼泪不正常要看肝有没有异常状态,而口水和唾沫异常属于脾和肾的问题。

虽然口水和唾液分别出自于脾和肾,但脾肾往往互病,且总司于肾,所以唾沫和口水常同时出现。如果唾液多、黏稠而且口苦,往往是脾热所致,这时候一定不能吃辛辣的食物。如果口水多而且有咸味,则是肾虚的征兆。

老年人如果容易流口水,是由于肾气不足所致。因为脾主肉,开窍于口,脾虚弱时,嘴角就容易松弛而流口水。栗子、红枣是肾之果,能补肾健脾,多吃能治疗口水过多的症状。

5. 养肾先顾胃，胃好肾气就旺

我们人的茁壮成长，要靠精气，而精气又分为"先天之气"和"后天之气"两种。"先天之气"——肾气来自父母，后天之气是由吃下去的食物所化生出来的脾胃之气，也就是后天之气，两气相合才能让人体茁壮成长。

肾气是与生俱来的，有固定的配额，在使用了很长一段时间之后，会逐渐减少，这时就需要仰赖后天之本的脾胃。只有脾胃强健，消化吸收功能才能维持正常，肾才能持续得到滋养，使肾中精气保持完整。

所以，虽然有的人天生体质好，而有些人生下来就体弱多病，但通过后天调理脾胃，让脾胃功能变好，促进对营养的消化吸收，也可以弥补先天元精的不足。

聪明地选择食物，正确地吃，只要掌握下面的饮食原则，就能顾胃又养肾。

晚上尽量不要吃水果

吃水果可以补充维生素、帮助消化、养颜美容,好处多多。但是,吃水果要吃对时间,才会对身体有益。

"晚上不建议吃水果",赖荣年医师说。他认为:"上午的水果是金,中午到下午3点是银,下午3点到6点是铜,6点后则是铅。"也就是早上吃水果营养价值最高、晚上吃水果营养价值最低。吃水果的时间点不同,对身体会产生不同的影响。

从中医的观点来看,水果是生的,而生的东西多偏阴、偏寒凉,如果在晚上"日入而息"的状态吃这些东西,对身体不是太好。

因为阴气属寒,寒又主收敛,会使身体微循环变差,发生寒生凝滞的现象。而且肾属水,很多水果都含有大量的水分,晚上吃过多的水果,会使身体囤积水分,影响睡眠,第二天也容易出现水肿。

要注意的是,早上应该先吃温热的食物,避免空腹吃水果。因为晚上身体的阳气较弱,肌肉血管处于收缩状态,而早上身体的器官才刚刚从睡眠状态苏醒，如果吃冰冷的食物，会使器官出现收缩、血流不畅的现象，所以要先吃温热的食物，以保护胃气。

梁文深医师表示，并非水果都是属于寒性的，例如苹果属于中性，龙眼偏燥热，西瓜则是寒性瓜果的典型代表。

如果晚上很想吃水果，可以选些热性或中性的食用。因为一般人不大能记住所有水果的属性，所以他建议大家"晚上尽量不要吃水果"。

戒掉无糖不欢的习惯

有调查显示，国人摄取饮料的频率比10年前高出两倍，平均每两天就会喝一次饮料。而市面上的饮料，平均含糖量都超过10%，喝一口饮料等于吃下半颗方糖。

长期摄取大量的糖，会使人体对糖产生依赖，如同毒瘾、药瘾一样，会出现"糖上瘾"现象。

"糖是合法的杀手"，梁文深医师这样说。当大量的甜食或高升糖指数的食物进入人体后，会快速转化成葡萄糖，容易让血糖快速升高，促使胰腺在短时间内分泌大量的胰岛素，血糖经常剧烈改变会使胰腺疲乏，时间久了就会引起糖尿病。血糖居高不下会大大增加引发肾脏病的风险，有44%的末期肾病（肾衰竭）新病例是由糖尿病造成的。

而且，有越来越多的研究显示，摄取过多甜食除了会增加患糖尿病的风险以外，还会让人注意力不集中、容易长青春痘、影响生长发育等。

另外，"甘则生湿"，中医认为甜味会产生湿气，湿气一旦停滞在体内就会引发湿热，甚至导致肥胖。甜还会生痰，痰就是身体不正常的代谢物质，比如胃酸、血脂、尿酸等，甜的东西吃太多会造成代谢异常。

冰是饮食的违禁品

"冰"在中医眼里是绝对的饮食违禁品。

我们体内的温度通常是37℃左右，如果吃下冰冷的食物，人体的适应力和温度调节力并没有那么强，五脏六腑会受不了。

赖荣年医师说，长期吃冰冷、寒凉的食物，会损伤肠胃和身体的阳气，使五脏六腑的机能减退，让身体仿佛处在冰箱当中，引起内寒。而且，还会造成胃肠的湿气过重，使胃肠营养代谢变差。

梁文深医师也表示，一些患者在听从他的建议戒掉吃冰冷食物、喝冷饮的习惯后，一些过敏、气喘或不明原因的疑难杂症，往往不药而愈。

他还印制了"吃冰十大保证"的小传单，放在诊所中供患者索取。内容包括：保证你抵抗力变差、保证你容易过敏、保证你小腿肌肉容易抽筋、保证你容易便秘等，列举了冰品的十大"罪状"，就是希望大家能注意到吃冰对身体的坏处。

多吃好油，远离坏油

吃到不好的油会伤身。那么，如何区别好油和坏油呢？

举例来说，像富含ω3多元不饱和脂肪酸的油属于好油。ω3多元不饱和脂肪酸通常存在于深海鱼类（含有EPA和DHA，为多元不饱和脂肪酸）、新鲜蔬果及核桃（含次亚麻油酸）中，是人体无法自行制造的必需脂肪酸，在身体里扮演很重要的角色，包括细胞的生长与组成、细胞间信息的传递、抗发炎及抗凝血作用，还可以降低高血压、心血管疾病、多动症，以及阿尔兹海默病的发病率等。

此外，采用传统冷压方法压榨，未经精制处理的橄榄油、芝麻油、花生油等都是好油。如果采取煎炸的料理方式，苦茶油是首选，"因为它是未精制的油脂当中，最耐高温的食用油"。梁文深医师如是说。

至于坏油，例如人造奶油及糕饼、面包使用的酥油，都是经"氢化"为反式脂肪酸的坏油，吃进体内无法代谢，会增加坏的胆固醇，使血管硬化。

最后要提醒的是，高温烹调会造成油品氢化变质，产生自由基与致癌物。

6. 长期大量服药，会加重肾脏负担

中国人爱吃药是出了名的，"有病治病，没病强身"的观念深植于大多数人的心中，导致保健费用居高不下，保健食品、维生素的销量不断上升。而伴随而来的是用药知识错误和滥用药物导致肾脏相关疾病，成了国人健康的一大威胁。

许多人到医院看病都习惯让医生开点药，觉得不吃药病就不会好，还有许多上了年纪的人，喜欢购买广播节目所推销的来源不明的药物，长期服用成分不明的药物，或者服用过量的药物都会造成不可逆的肾脏伤害，等发展到尿毒症的程度，就必须接受透析（洗肾）治疗了。

临床上，使用过量会对肾产生损害的较常见药物，大致有以下几类。

容易伤肾的中药材

多年前在欧洲许多妇女服用含马兜铃酸（aristolochic acid）的减肥药品后，出现肾衰竭的情况，医学界后来证实含有马兜铃酸的中药材，会导致癌症和肾病变。之后法国、英国、加拿大、美国等11个国家，都禁止进口销售含有马兜铃酸成分的中药材。

如马兜铃、青木香、天仙藤、关木通、广防己等，都是含马兜铃酸的中药材。

止痛药及非类固醇消炎止痛剂

长期服用止痛药（如：含有退热和止痛的乙酰氨酚，是许多感冒药和止痛药的主要成分）或非类固醇的消炎止痛药剂（如：阿司匹林等），最严重的副作用之一，就是会造成肾脏衰竭。

据研究资料显示，乙酰氨酚类的止痛药，会引起慢性肾衰竭；非类固醇类消炎止痛剂，会引起急性或慢性肾衰竭、肾病综合征等。还有一些药可能会引起胃炎及肠胃出血、肝炎、爆发性肝炎，损害心脏血管系统，易引发全身性血管硬化和泌尿系统恶性肿瘤等。

感冒糖浆

曾有新闻报道过,有位女性一天最多时可以喝上24瓶感冒糖浆,企图代替止痛药使用,结果造成认知功能的伤害,才57岁就被诊断为早发性失智症。

有些不爱找医生看病的人,经常自行买感冒糖浆、止痛药等,只要一有小病小痛,就把这些成药当成万灵丹服用。

感冒糖浆含有止痛药成分乙酰氨酚,还有能提神的咖啡因,服用过量时不但会让人产生依赖感,而且还会对肝、肾、胃、肠造成损害,严重时会造成慢性间质性肾炎,甚至引发尿道恶性肿瘤,不可不慎。

降血压药

血压过高或过低,对肾脏都会造成伤害。任何降血压药物服用过量都会导致血压过低,从而使肾脏血流减少而对其造成损害。

如果患者有肾动脉狭窄的情况,使用血管紧张素转换酶抑制剂、血管紧张素受体拮抗剂等此类药物时，会造成肾脏血流动力改变，出现肾衰竭现象。因此，服用降血压药物，必须遵照医嘱。也有不少人因为担心降血压药会导致肾脏疾病而间断服药，结果造成心血管疾病的恶化，这样反而得不偿失。只要遵照医嘱按时按量服用，就可以将药物的不良反应控制在安全范围内。

　　肾脏的功能随着年龄的增加会逐渐衰退，加上老年人的身体机能也在退化，各种毛病就会逐渐出现，成为需要长期服药的最大人群，因此中老年人可以说是肾脏疾病的高发人群。尽量避免长期服用具肾毒性的药物，是防止药物性肾衰竭的关键。

　　如不得不服用时，应定期跟踪检查肾功能，一旦发现肾功能异常，应马上停止服用。并且，不要相信偏方、不自行服用来路不明的中草药、不任意增减药物剂量，按照医师所开的处方按时服药，以及保持与医疗人员的沟通，可以尽最大可能地避免药物对肾脏的伤害。

7. 久病不愈,是肾气衰弱造成的

有些人经常生病,而且感冒、咳嗽总是好得慢,但是有些人却很少生病,即使感冒也能很快恢复健康,这其实与每个人的免疫力强弱有关。

邪不胜正,人就不容易生病

人体对外来物有识别、排除、抵抗的自然功能,这就是我们所说的抵抗力,也就是免疫力。免疫力就如同是身体里的军队,负责抵抗外来的入侵者(如:细菌及病毒等),并监视身体内部的叛军(如:不正常增生的细胞等)。

中医认为"正气存内,邪不可干",意思是说,人之所以健康,就是因为正气足,抵抗力强,可以预防疾病。而"邪之所凑,其气必虚",是说如果正气虚弱,外邪就容易进入人体,让人生病。

这里所指的"正气",就是"元气""肾

气",是身体抵抗疾病侵袭的重要机能,类似于西医所说的"免疫力"。外在的细菌、病毒,或者危害身体健康的各种因素,即为"邪气"。

疾病的发展及转变,取决于正邪之间的消长。

当外邪入侵时,会遭遇正气的抵御,正邪相搏的过程中,身体会出现不适症状,例如发热、发寒、出汗、发炎等。如果正气战胜了,身体便会痊愈;如果邪气赢了,身体便会生病。这就是中医对于疾病产生的基本原理的阐述。

如果邪气没有消退,且呈现"正虚邪盛"的状态,"正气"长期与疾病抗争的结果会导致力量逐渐衰弱,不敌邪气,于是久病不愈、毛病不断,身体的免疫系统也会越来越差。

元气藏于肾,肾气足,免疫力正常,人就不容易生病。反之,如果肾气衰弱,元气不足,免疫力就会变差。

"久病不愈必伤肾",反过来,肾气不足的人,生病也不易痊愈。

养好肾气，就能提升免疫力

要增加身体的免疫力，就要从"阴平阳秘"着手，也就是要达到阴阳平衡状态，而肾的阴阳平衡，则是维持身体机能稳定的必要条件。

如果肾脏阴阳失调，就会导致脏腑功能紊乱，身体的免疫功能也会因此受到影响而失调，出现无法分辨究竟外来物是敌是友的情况，有时免疫系统甚至会把矛头指向自身，攻击身体的好细胞，引起红斑狼疮或风湿性关节炎等自身免疫方面的疾病。

不管是免疫力低下，还是免疫过激反应，都是免疫系统失调引起的。中医认为只要改善肾虚的问题，增强肾气，重建体内的天然防线，就能改善免疫力。

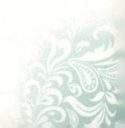

8. 缺乏安全感的人，可能是肾出了问题

不论从中医或西医的角度看，情绪都与健康息息相关。

很多生理疾病，小到感冒，大到癌症都被怀疑和心理压力有关。有研究发现，爱、感激、满足感等正面情绪，可以促进一种叫作"催产素"激素的分泌，它能放松神经系统，缓解焦虑、紧张、沮丧等心理压力。

当人处于沮丧、悲观和冷漠状态时，体内的复合胺和多巴胺水平都会偏低。多巴胺分泌的时候，会令人有幸福的感觉；复合胺则能调节人对疼痛的感知能力。这也可以说明，在有沮丧倾向的患者中，45%的人会有种种疼痛不适感，原因就在于此。

所以，保持积极乐观的情绪会使人长寿，并且能增强身体抵抗力。如果情绪长年压抑、沮丧，就会使胆固醇升高，以及放大对于疼痛的感受。

情绪也需要排毒

中医将疾病所有的病因归纳为3种，分别是内因、外因，以及非内外因（不属于内因或外因）。内因是指情绪，包括：悲伤、压力、紧张等；外因是指气候的变化；非内外因就是疲劳、饮食等。

其中以内因对人体的影响最大。所谓"百病皆生于郁"，如果情绪不好，长期郁闷，就会导致各种各样的疾病。

中医认为，人有喜、怒、忧、思、悲、恐、惊的情绪变化，称为"七情"。七情与五脏间有着密切的关系。

- 肺主悲、忧，过悲过忧则伤肺：人在极度忧伤时会伤及肺，出现干咳、气短、咯血、声音沙哑及呼吸频率改变等现象。
- 心主喜，过喜则伤心：喜可以使气血流通、肌肉放松，帮助消除身体疲劳。但欢喜太过，则会损伤心气，即精神散而邪气极，出现失眠、心悸、健忘、老年痴呆等。

● 肝主怒，过怒会伤肝：怒则气上，伤及肝就会出现闷闷不乐、烦躁易怒、头昏目眩等现象，这也是引发高血压、冠心病的重要原因。

● 脾主思，过思则伤脾：人在思虑过度时，就会出现脾虚的现象。生活压力大、工作紧张、经常用脑的人，经常会出现四肢无力、肌肉酸痛疲劳的症状。脾虚所引起的最典型的疾病就是胃溃疡、胃下垂等。

● 肾主恐，恐惧会伤肾：惊恐会干扰神经系统，出现耳鸣、耳聋、头晕、阳痿，甚至还会置人于死地，像我们常说的"吓死人"就是这个道理。

在中医养生观里有一句话："恬淡虚无，真气从之。"就是说当心情处在一种非常平静的状态时，人的气血就会正常运行。反之，当情绪出现异常变化的时候，就会使气血逆乱，进而生病。因此可以说情绪失调则百病丛生，情绪调和则益寿延年。

调养出不易惊恐的情绪体质

"肾在志为恐"。惊恐是一种表现为胆怯、惧怕的心理反应,会导致肾气受损。惊是指人的心理上无准备,突然受到外界事物的刺激而感到惊骇;而恐是人没受到惊吓,内心却感到恐惧。

肾气不足的人性格比较懦弱,缺乏自信,胆小,容易焦虑、压力大、易受惊吓,也可以说是缺乏安全感。

一个人肾气足,就会非常谦卑,容易接受、包容别人的建议。相反地,肾气不足,人就会烦躁不安,总感觉自己的压力特别大。

"明理可以治惧",通晓事理能用来克服恐惧;而"君子坦荡荡,小人长戚戚"。意思是说,小人因为不明达事理的行为,内心会长存恐惧与忧愁。

"恐则气下","气下"是指精气下陷或肾气下陷。长期恐惧,或者受到突然的惊吓,会使肾气受损,导致精气不固。

"肾司两便",意思是肾负责控制大小便。当一个人过度恐惧,肾气就散了,肾气的固摄功能变差，大、小便就会失禁。像我们说的"吓到屁滚尿流"就是这个意思。

对于消除恐惧，我们的老祖宗提出了一个睿智的方法，就是利用五行相生相克的原理，纠正情志的偏颇，以"思胜恐"的方式管理情绪。也就是当人过于恐惧时，可以转移注意力，想一些不论是忧伤的、开心的或不幸的事，以缓解心理上的恐惧。

9. 冬天护肾,为来年的健康打下基础

重视养生的中医,对于四季养生自有一套保养的理论和方法,这些心得是根据大自然的运行规律和人体的自然节奏而发展出来的。

在不同的季节,需要重点保养的脏腑器官不一样,"春养肝,夏养心,长夏养脾,秋养肺,冬养肾",肾脏在季节上对应的是冬季,说明冬天是保养肾气的最佳季节。

冬天要好好养肾的4种人

中医对于冬天应该养肾的观点有许多深入的见解。例如"冬贮藏精",是说冬天人体的消耗少、消化好,适合进补,中国人冬令进补的习俗便是由此而来。

又说"冬不藏精,春必病温",表示冬天如果不好好养生,隔年就容易生病。因为冬天的时候,

毛孔处于闭塞的状态,有助于气血内藏,保护人体的阳气;夏天则毛孔张开,有利于阳气外放。

在冬天应该"早卧晚起,必待日光"、"去寒就温,无泄皮肤",否则"逆之则伤肾"。冬天养生的要诀在于"避寒",否则会让肾气亏虚。

因此古人的养生之道,都是利用冬天活动少、身体处于休养的状态下,来储藏能量、保养肾脏。

根据中医理论,冬日养肾可分为四大类。

★补养肾阳虚

所谓肾阳虚是指缺少阳气型的肾虚,肾阳虚的常见症状是手脚冰冷、疲倦乏力、尿频、腰酸背疼等。

肾阳虚的人如果患有慢性疾病,如肺病、心脏病、胃肠病、关节炎等,容易在冬季复发,即所谓"能夏不能冬",怕冷不怕热,是因身体无法耐受冬季的"阴盛"所致。

肾阳虚者养生,要遵循三多、三少原则。三多就是要多穿衣服;多晒太阳;多吃温补。三少是指少过多出汗;少过度劳累(包括过度运动);少吃寒凉。

✪ 补养肾阴虚

冬天天气寒冷是阴极时期,也是阴阳容易失调的时候。冬天天气虽然寒冷,但有些人因为体质关系或者不注重保养而易生内热,内热易伤阴,导致阴亏。所以,冬天不但要养阳,还要养阴。

肾阴虚的症状为腰部以下发热,例如足底心发烫、烦躁、口干舌燥、失眠、腰膝酸软、遗精带下、头晕耳鸣等症状。

补养肾阴虚的方法,可以从药膳着手,例如吃枸杞炖肉,山药、何首乌片炖肉。平时还可以多吃黑色食物,如桑葚子、墨鱼、黑枣、黑芝麻、黑豆、黑米等。

✪ 补养肾精

肾的功能是藏精,《黄帝内经》说:"肾者,主蛰封藏之本。"所以冬天借助肾"藏"的本领进行封藏肾精,可以收到事半功倍之效。

肾精不足会出现头昏、精神疲惫、腰膝酸软、耳鸣耳聋、发脱齿落、早衰，或小儿发育迟缓、健忘、反应迟钝、思维迟缓、精少、带少、月经量少、性欲减退、阳痿、早泄、不孕等症状。

补养的方法包括可多喝鸡汤、骨头汤；多吃核桃、桑葚、黑枣等；适量食用枸杞、黄精、何首乌、鹿茸、鹿角胶等。

✪ 补养肾气

肾气是指肾的功能，肾气不足导致肾的纳气作用减弱，循环、泌尿功能一旦衰弱就会导致水肿，并且还会使脑功能减弱，引起藏精、生髓、充耳、华发、大小便等诸多功能的退化。

肾气不足要这样补

肾气不足在临床症状上有两类：

✪ 肾气不固

肾气不足会导致肾不纳气、呼吸气短。肾气虚，肾不纳气的症状是乏力、吸气困难、呼多吸少、神疲乏力，以及腰膝酸软、尿多便稀、遗精、带少。

养生原则是应该避免过劳。平常可以吃核桃、枸杞、何首乌、熟地、六味地黄丸，及大补之药如人参等。

✪ 卫虚失御

肾气虚会导致卫气不足，也就是免疫力下降，病邪容易乘虚而入，使正不胜邪，因而易生病。中医认为，人体是由于气和血循环于全身血管才能产生能量，而"卫气"独行于血管外，其作用是防御功能。卫气不足则免疫力下降，而卫气又受肾气的影响。

肾虚、卫气不足的特点是头昏乏力、腰膝酸软、尿多、怕冷，经常伤风、感冒、流清涕。可以多吃枸杞、核桃，或六味地黄丸、何首乌片，或将人参泡水后服用。

此外，经常按摩肾俞穴（第二腰椎旁开两指处）、足三里穴（膝盖下方凹陷约3寸，即四指横幅宽处）、三阴交穴（位于内脚踝，骨头凸出处上方约3寸处的后侧边缘）可养肾气。

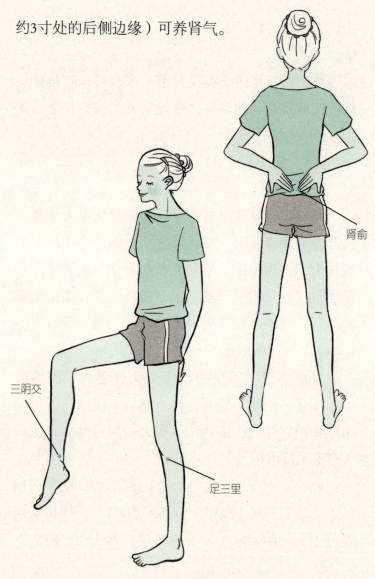

▲能补养肾气的穴位

10. 学会让大脑关机

现代人普遍工作勤奋,工时长而且工作繁重,"上班打卡制、下班责任制"的加班过劳现象成了常态。

另外,有些人晚上玩乐的劲头也不输给工作,熬夜K歌、打牌、夜宵聚餐……成了舒解压力的方式,"越累越要玩",这就是当今许多高压族的生活态度。

很遗憾,这些生活方式都是在透支未来的健康,虽然可以赚得一时的金钱报酬,获得短期欢愉,但是换来的将是无法复原的损伤和精神、情绪等诸多问题,以及后半生遍身的病痛。

补脑不如先补肾

如前文所提及,长期的压力和过劳所造成的肾上腺疲劳综合征,是许多疾病的罪魁祸首。

《本草纲目》里说:"肾气衰,百病起。"现代人常见过劳、失眠、用脑过度、焦虑恐慌,以至于大脑时常处于停不下来、控制不了的状态。

现代人常常出现自律神经失调、各种强迫症状,这种脑部无法"关机"的状态,中医称之为"阳不入阴""心阴不足",或"心肾不交""肾水不足"。

肾"主骨生髓通于脑",肾与脑息息相关,肾不好脑就不好。反之,脑不好也会影响肾。

这里所说的肾主要是指"肾气"。以现代医学的概念来说,肾气对脑的作用,与影响头脑运作、精神状态、心理三者的激素有关,例如肾上腺素、脑内啡、多巴胺、血清素等脑神经内分泌。

压力过大、情绪不稳、睡眠不足、精神不济、忧郁焦虑,都是肾气不足造成的。因此,补脑不如先补肾,调养肾脏,治疗肾虚,才能改善种种因脑部激素失衡所引起的问题。

换个角度思考,一旦主全身能量调节的肾出现了问题,例如外在环境影响造成肾上腺疲劳,或脑内激素分泌失调影响到肾,其他器官也会慢慢出现问题。

肾被累虚,忘性会比记性好

注意力不集中、做事丢三落四、刚刚才说过的话或要做的事,下一秒钟就想不起来了……这些现象,都和肾精不足有关。

中医认为"精生髓,髓生海"。精就是肾精,髓海指的就是脑。用脑过度会导致"髓海"空虚,为此,肾就要"加班"来生髓,从而导致肾虚,可想而知,记忆力也会随之衰退。

另外,中医也说"肾藏志"。"志",指的就是记忆力,因脑和髓都是由肾精所化,因此"志"依赖于肾功能的正常运作。

如果记忆力日渐减退、注意力不集中,常觉得疲劳,这其实就表示肾虚了。肾虚了,肾精不足,脑髓也就不足,所以才会出现健忘、智力活动下降的现象。

这种情况如果继续发展下去,就会导致痴呆。老年人容易得失智症与肾气虚有关,肾"主骨生髓通脑"的功能弱了,脑髓退化,脑也就得不到足够的滋养了。

脑肾同养是减压秘诀

这样看来，追根究底，要把影响脑内分泌的压力源化解了，身体的病痛才能治愈。

想要保养脑，补肾气，治疗的方法主要以安抚虚亢的阳气，补足耗损的阴气为原则。

可以从饮食中来补充营养，例如多吃核桃、莲子、红枣、杏仁等。富含卵磷脂的食物如豆类，对维持头脑活力也有帮助。

还有，运动可以促进全身气血循环、加速新陈代谢，补充能量，还可以帮助肾虚的人改善便秘。在第三章中，有许多方法可以参考。

另外，生活作息正常、睡眠充足，可以改善肾上腺素疲劳的问题，肾上腺素功能恢复正常了，大脑才能正常运作。

当我们的大脑处在无法关机的强迫状态时，请暂时放下手边的工作，打坐冥想10分钟，或者做做瑜伽。让头脑暂时获得休息，下一次开机时才能高效运作。

> **养肾小秘方** 中度肾病患者，记忆力会下降
>
> 　　不只是中医认为肾与记忆力有关，现在西医学也有研究显示，女性若肾脏不好，就有可能会变笨。
>
> 　　根据国内最新研究发现，女性如果患有慢性肾病，且病情中度者，认知功能就会变差。以往认为重度肾病患者才会出现"尿毒性脑病变"，导致记忆等能力下降，但事实上，中年女性一旦患上中度肾病就会影响认知能力。（尿毒性脑病变是指肾脏失去代谢的能力，使尿液中的毒素蓄积于体内，日积月累后，便会伤害脑部中枢神经，导致记忆力或认知功能衰退等，严重者还会口齿不清、走路不稳等。）
>
> 　　滥用药物除了会导致慢性肾病之外，还是糖尿病、高血压等疾病危险的致病因子。

11. 爱吃重口味，小心是元气大伤的表现

众所周知，吃太咸会伤肾。西医认为，身体水肿一般是由肾脏引起，所以有水肿现象的人应该减少摄盐量。

其实，从中医的角度而言，过食咸味不但会影响肾功能，甚至还是元气大伤的表现！

口味越吃越重，是因为你的元气不足

中医认为"五味入五脏"，意思是说甘、苦、酸、辛、咸这五种味道在进入人体后，会调补不同的脏腑，比如"甜入脾，酸入肝，辛入肺，咸入肾，苦入心"。所以，适量的咸味可以养肾。

但是凡事都不可过度，如果吃得过咸，反而会损伤肾脏的功能。

口味出现改变，其实从某种程度而言，能反映身体的状态。例如，如果发现自己吃东西的口味越

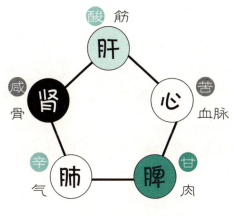

▲食物五味养生法

来越重,尤其是特别喜欢吃咸、辣的食物时,就是肾虚的表现。

因为现代人的压力大,元气越来越虚,所以身体会下意识地希望摄取更多的咸味,来补充肾气。

然而,这样的饮食习惯反而会影响肾功能。根据统计,有八成的肾脏病人是外食族,而且喜欢蘸酱吃,结果因为摄取的盐分太高,给肾脏带来了额外负担,容易使血压偏高。之前就有一个新闻说有一名50岁的男性肾脏病患者,在喝下1000毫升的酱油后,导致急性肾衰竭而死亡。

此外，蘸酱这种吃法容易使胃口大开，影响到血糖。吃得过咸会感觉口渴而增加喝水量，这会加重糖尿病的症状。

过咸的饮食还会伤肺，所以有慢性咳嗽问题的人应减少摄盐量。

"谨盐"才能"肾行"

食物有性味之分，不同味道的食物，在我们体内所循行的路线是不一样的，例如"酸走筋，辛走气，苦走血，咸走骨，甘走肉"。

酸味的东西走筋，而筋属肝，因此有肝病的人不要吃酸。辛辣的东西是走气的，主气的是肺，如果肺不舒服，就不要吃太辛辣的东西。

苦味的东西是走血的，血走心。如果病症在"心"这个脏器上，苦的东西又吃得过多，就会影响肺气的上升宣发，使肌肤得不到滋润。另外，夏季天气热，从食补的角度来说，可以多吃一些苦瓜，让心火不要太外散。

甜味的东西走肉，也就是走脾胃。如果脾胃有病，就不要吃很多甘腻的食物，以免增加脾胃的代谢负担，造成脾虚。

最后说到"咸走骨"，因为肾主骨，走骨就是走肾。元气藏于肾，咸味的东西可以调动元气，如果一个人口味过重，表示身体的元气调动不够。但长期养成吃重口味的习惯，就容易过分地调动元气，对肾不好。而且咸的东西吃得过多，还容易使血脉凝滞，很容易引起高血压。

> **养肾小秘方** 这样做，可以预防肾病
>
> 　　根据中国台湾肾脏医学会的建议，想要预防肾病，就要做到下面的"三少、三多、四不、一没有"。
> - 三少：少盐、少油、少糖。
> - 三多：多纤维、多蔬果、多喝水。
> - 四不：不抽烟、不憋尿、不熬夜、不乱吃药。
> - 一没有：没有"啤酒肚"。

12. 1分钟测试你是不是肾气透支的"日光族"

容易累、容易掉头发、睡不好、肤色暗沉……这些许多人几乎都会碰到的问题,看起来似乎没什么大不了,但它们可能是你的"肾"出现了问题所发出的警讯!

王凯锵医师特别为读者列出了下面10个症状。想知道自己的肾气足不足,可以看看是否有以下症状,如果符合以下症状,就要为自己的"肾精银行"补充能量存款了。

症状一: 越来越爱吃重口味的食物。

● **原因:** 肾脏有维持体内钠、钾、氯、钙、磷、镁等电解质平衡的功能。当我们大量运动或过劳时,电解质便会大量流失。

中医认为"咸入肾",肾虚时身体会下意识地希望补充更多的咸味食物。我们平常食用的盐、酱油、沙茶酱、番茄酱、甜辣酱等,里面就含有氯、钠、钾等物质。所以当我们肾虚的时候，就会通过吃重口味的食物来补充流失的电解质。

症状二：坐着的时候，会不自觉地抖脚。

● **原因**：西医认为不自觉地抖手、抖脚，是因为脑神经元异常所引起的。

中医认为，肾主骨，生髓通脑。也就是说，脑和肾是一家，脑髓是靠肾精生产的。抖脚时可以将精气向上运送到头部，使头脑保持正常的思维和反应，不然就会觉得不舒服。所以抖脚可以反映出肾气不足。

症状三：早上起床时，脚后跟会不舒服。

● **原因**：这与肾经所巡行的路径有关，肾经由小脚趾开始，经过足心、内踝、下肢内侧后面、腹部，止于胸部。如果脚后跟痛，就说明肾气不畅通。再加上经过了一夜的休息后，腰腿的血液循环会变慢，所以起床后会有脚底痛、脚跟痛的现象。

症状四：睡觉时容易出汗。

- **原因：**睡觉时容易出汗，醒来就会停止，这种现象叫作"盗汗"。"汗为心液"，盗汗是指每当人入睡之时，汗液像盗贼一样偷偷地泄出来。大多是因肾虚不能收敛固摄汗液所引起。

中医认为"心主火，肾主水"，人体应该水火平衡，也就是所谓的"水火既济"。当肾水太少而心火太旺的时候就会产生"热"，而身体为了维持体温恒定，就会通过流汗来降温。

症状五：性欲下降，或性生活中毫无快感。

- **原因：**肾有3种主要的功能，一是主生殖，也就是攸关繁衍的能力；二是主生长，也就是决定能否长高、长大；三是主生育，不孕不育、容易流产都与肾相关。肾与性腺、生殖、激素有着密切的关系。

因此，一旦肾气不足，性腺功能就会退化，很容易导致性欲减退。

症状六：才三四十岁左右的年纪，已经有不少白发或容易掉发。

● **原因：** "肾者，其华在发"，也就是说肾的精华表现在头发上。肾气盛不但头发多，而且还亮丽有光泽；肾气如果亏虚，头发就会枯槁、无色泽、容易分叉断裂。

此外，如果发现一个人的鼻毛由黑转白，而且白化的速度快，说明他的身体正在由盛转衰了。

症状七：每天早上天快亮的时候就会拉肚子。

● **原因：** 腹痛、拉肚子都固定在黎明的时候发生，叫作"五更泻"，又叫"晨泻"或者"鸡鸣泻"。

有这种情况的人多为虚寒体质，与肾阳不足有关。黎明是阴阳转化之时，此时腹泻是因为阳气该来而未来，阴气该降而未降，腹内的阴气盛而阳气衰。腹内温煦不足，食物本该停在胃肠内进一步消化吸收，但是里面太冷了，胃肠得不到应有的"温暖"，留不住里面的东西，所以就会腹泻。

症状八：痛经，手脚容易冰冷，而且皮肤粗糙。

● **原因：** 这些都是宫寒的症状。"宫寒"是指女性肾阳不足，子宫寒冷出现下腹坠胀、疼痛。一些常见的妇科疾病，例如子宫内膜炎、骨盆腔炎、阴道炎等，都可以根据宫寒来辨证治疗。

宫寒有可能会造成不孕，因为没有适宜的温度，受精卵不易着床，即使是形成胎儿也很难生存或者继续发育。

另外，除了皮肤粗糙之外，还有头皮屑多、身上的皮屑多等症状，这些是因为肾的收藏和纳固功能不足而导致的。

症状九：夜尿至少3次以上，但每次尿量都不多，白天也有尿频的现象。

● **原因：** 肾主水，体内水液的分布与排泄，主要都是靠肾的气化功能运行。因此，如果肾气不足，无法发挥尿液回收再利用的功能，就会出现小便频繁、遗尿或失禁。

症状十：站立1小时以上，就会觉得腰脚无力。

● **原因**：同样的部位疼痛，有可能代表的是不同的病症。按照经络的分布，可以找到疼痛的根源，知道身体真正出问题的地方是在哪里。

例如，如果只有膝盖正面痛，八成是脾胃不好，因为脾胃经是沿着腿的前侧走的；如果是膝盖外侧痛，是胆经的问题，因为腿的外侧是胆经经过的部位；膝盖内侧痛，是肝经的问题；膝盖后面痛，则是膀胱经的问题。

如果是从腰开始，沿着臀部后侧，往下痛到大腿小腿，那就与肾经有关了。也就是说，肾虚的人不但会有腰酸的现象，而且症状会一路往下延伸到身体的下半部，合并有膝盖痛、脚无力的现象。

第 2 章

健康逆转肾：
肾不累，百病就会消

1. 肾气足,皮肤就会紧致有弹性

皮肤是反映身体内部的一面镜子。《黄帝内经》的"脏象学说"中认为,人的肤质是由内在的脏腑调养的,养于内,才能美于外。

只有脏腑功能强健、气血充足,肌肤才能得到充分的滋养。如果脏腑功能失调、气血不顺、精气不足、阴阳失调,肤色就容易暗沉,易产生色斑,而且皮肤还会水肿松弛。

不同的皮肤问题,代表不同的脏腑功能失调。例如,如果人经常处于压力、紧张及生气的状态下,就会肝郁气滞,使气血逆乱及瘀滞,肤色会变得蜡黄而暗沉。

脾脏之所以会影响肤色,是因为脾主统血,也主肌肉、主四肢,是气血的生化之源。如果饮食失调(如:暴饮暴食、偏食等)及心神不宁,就会导致脾虚,进而影响到消化功能,不仅会使肤色暗沉,而且还容易产生黑斑。

至于肾，因为肾主水，也就是主掌人体全身津液平衡。肤色粗糙暗沉，通常都是因肾气不足导致阴液亏损所引起。此外，皮肤产生皱纹、出现老年斑等，也与肾气衰弱有关。

"肺主皮毛"，由于"肺为气之主，肾为气之根"，所以，肾虚或肾水不足会影响肺脏功能，导致肤色变差。

养颜除皱就要养肾阴

女性最在意的皱纹其实也是肾精不足的表现。具体而言，肌肤的老化是肾阴不足造成的。

"阴"是指体内的精华物质，阴液的功能是滋润、濡养人体的各个脏腑器官以及全身皮肤。如果长期熬夜，或是到了更年期，体内津液就会逐渐流失。肾气虚的时候，"主水"的功能就会下降，肾水（阴）不足，就会出现阴虚火旺的现象。

就像大树需要通过根部从土壤中吸取水分与营养，供应主干及枝干所需一样，如果树根枯萎，即使土壤中的营养再多，水再充足，树的枝叶也没有办法吸收。

肾气就像树根一样，肾虚时，肾代谢水的能力下降了，血液和体液就会缺水，导致口干舌燥、皮肤干、小便黄、血液黏稠。

体内的水分不足时，身体就容易上火，脸部肌肤容易松弛，产生皱纹和斑点，而且肤色看起来暗沉无光泽等。例如我们常说的黄褐斑，就是肾气不足不能润泽肌肤所致，常常表现为颧部出现蝶形的淡黄、黄褐或淡玄色斑块，界限清楚，而且经常伴有月经不调的症状。

"养阴"能保持皮肤水嫩有光泽，使皮肤不易干燥，减少皱纹的产生。我们可以利用食疗的方式来养阴，比如用白木耳加上一点枸杞同煮后食用，会有很好的滋阴效果，不但能润泽皮肤，还可以滋润肠道，使排便保持顺畅。

有肾病的人看起来比较老

肾脏有问题的人会看起来比较苍老。医师表示，肾病患者多半皮肤蜡黄、暗沉、多皱纹且缺乏弹性，这是因为肾病患者常有高血磷的困扰。

肾病患者因为体内磷离子过多，磷离子会加速细胞氧化，使腺粒体的功能变差，降低细胞的分化功能。肾脏是人体代谢磷的主要器官，每天都在处理过多的磷。就像一台机器过度使用时就会坏掉一样，肾脏负担过重，肾脏和身体的其他器官都会加速衰老。

养肾小秘方 抗皱冻龄按摩法

要想延缓皮肤出现皱纹、松弛等问题,就一定要注意抗衰老。只要身体的肾气充足,皮肤自然就会紧致有弹性。

梁文深医师建议,女性如果出现了皱纹、皮肤没有光泽,就说明气血不调。吃六味地黄丸能养肾气、补气血,减缓衰老。

另外,辅以按摩,可以帮助提拉皱纹,抚平岁月的痕迹。

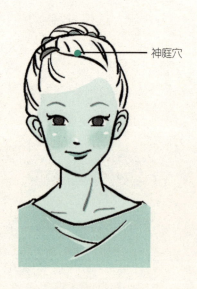

神庭穴

- 颈部：用右手掌从颈部左侧向右上方轻抚，左手掌从右侧往左上方轻抚，两侧重复做10次。
- 额头：双手指腹横贴于眉毛的上方，向上滑拉至发际后，轻压发际中央的神庭穴，重复按摩3~5次。
- 嘴角：双手贴于法令纹处，滑拉至耳朵中央，并轻压耳中部的听宫穴，重复按摩3~5次。

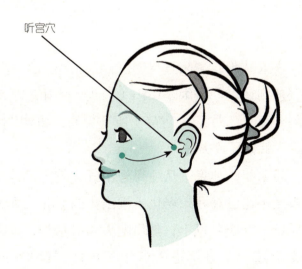

2. 心肾不交，让你失眠多梦

失眠是现代人常见的问题。

西医对于治疗失眠，唯有使用安眠药。但药物产生的头晕、疲倦、嗜睡、注意力不集中等副作用，使许多人对于服用安眠药心生畏惧。

对于中医而言，会视失眠不同的证型，给予对症的疗法。

心火不降，肾水不升，人就会睡不着

古人认为："阳气尽阴气盛则目瞑，阴气尽而阳气盛则寤。"睡眠是由阳（白天、太阳、活动）入阴（晚上、月亮、沉静）所产生的，如果"阳不入阴"就会导致失眠。

赖荣年医师说，从睡得好不好，就可以得知这个人是不是已经开始老化。刚出生的婴儿一天大概要睡18～20小时以上，然后随着年龄增加，睡眠时间逐渐减少，直至进入老年期可能只睡5小时左

右，这种睡眠时间的减少过程，也可以代表一个人的老化过程。

睡眠可能使身体的细胞得到修复，睡不好则说明修复的时间不够，身体就会因此老化。

中医将失眠概分为下面3类：

第一种是血虚，这类失眠者多半胃肠功能失调，营养吸收差，所以身体较虚弱。有时候虽然觉得疲累却怎么也睡不着，躺在床上大脑仍无法停止胡思乱想，即使睡着了也会做很多梦。

第二种是"胃不和则卧不安"，主要是因为睡前吃太饱而无法入眠。所以在睡觉前两小时最好不要吃东西，以免加重肠胃的负担。

第三种就是心肾不交，这种是比较难治疗的类型。所谓心肾不交，就是心火降不下去，肾水也升不上来，导致心肾失调。

水火相济后，人体就会产生元气，也就是身体的能量，这就像蒸汽机能推动火车一样。

如果肾阴不足，心火过盛，导致体内气机紊乱，就称为心肾不交。心肾不交的症状，除了失眠之外，还有多梦、虚烦、腰膝酸软；晚上感觉发热,但脚又冰凉;小腹不暖;有的人还伴有心悸、口舌生疮等。

心肾不交引起的失眠常出现在更年期和患有高血压的人身上。

让心肾相交的助眠法

要想解决心肾不交造成的睡眠困扰,就要使心肾相交,让心火与肾水相协调,使人体的阴阳气机相协调。

心肾不交的人,可以采用"手心通心窍"助眠法("手心搓脚心"的方法),用手心的劳宫穴(将手轻轻半握拳,中指指尖所指的手心部位即为劳宫穴),去搓脚心上的涌泉穴(5个脚趾用力弯曲时的凹陷处)。

涌泉穴是肾经上的穴位,劳宫穴是心包经上的穴位。晚上看电视时或是睡前,先擦热双手,然后用右手掌按摩左涌泉,左手掌按摩右涌泉,如此互相按摩,有利于我们疏通人体的气机。当气机顺了,经脉通了,就可以使心肾的精气交合,帮助睡眠。

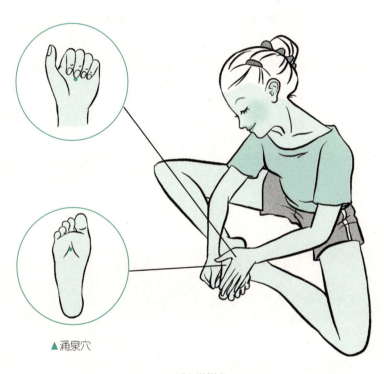

▲ 涌泉穴

▲ 手心搓脚心

还有一种方法，就是在睡前泡热水澡，只泡脚也可以，但热水一定要浸到脚踝处，泡到背部微微冒汗，让身体维持"头凉脚热"的状态，只要脚暖了，就能睡得香甜。

3. 肥胖，也可能是肾气虚的表现

中医将肥胖一般分为虚胖的脾虚痰湿型、饮食过量的胃火燥热型、压力导致的肝气郁结型、新陈代谢缓慢的气滞血瘀型，以及中老年代谢力下降的肾虚型。

肾阳虚是下半身肥胖的罪魁祸首

关于肾虚型肥胖，梁文深医师表示，因为"肾主水"，当阳气不足，肾气虚弱时，体内水分代谢功能就会变差，导致过多的湿气积存在体内，造成水肿型肥胖。虽然吃得很少，但体重还是持续上升，有些人因此会自嘲"连喝水都会胖"。

有时，肾虚型肥胖还会合并有肝虚气血不顺的情况。其特征是肤色暗沉、肌肉松软、四肢无力，或有失眠、多梦等睡眠问题。

让许多女性烦恼的下半身肥胖，多半是肾虚造成的，尤其以肾阳虚居多。肾阳是人体的能量，能量不足了，"火力"就不够，不能消化营养，不能把废水排出去，也无法燃烧脂肪。所以，废水和垃圾堆积在肾脏附近，就会形成腰、臀、大腿特别肥胖的体形。

如果大腿内侧的脂肪特别多，这也是肾虚的表现。因为大腿内侧是肾经通过的部位，当肾经堵塞，气血不通时，就会导致脂肪堆积在此处，走路时两腿内侧会互相摩擦，甚至造成破皮。

西医中与内分泌失调相关的疾病，在中医都归属于"肾"的疾病。发胖之所以与肾虚有关，是因为肾虚的人内分泌功能降低，肾上腺皮质激素（能促进脂肪分解，抑制其合成）分泌减少，身体的代谢功能严重失调，基础代谢率降低，造成体内热量消耗减少。

肾脏的过滤功能一旦出现问题，排不出水分，水分就会停留在腰臀部，使人腰粗、臀大。

这类人单靠饮食和运动来减肥，可能效果一般，如果过度节食，反而会导致内分泌失调更严重。所以，要想减轻体重，必须重建体内的脏腑功能，从"补肾阳"入手，以去除体内的水湿痰浊，让身体恢复阴阳平衡，能够正常分泌激素。

在日常饮食上，要少吃冰、烤、炸等食物，以及龙眼、荔枝、榴莲等温热性水果。

耳穴疗法可减重

除了克制口腹之欲，我们还可以借助耳穴疗法来减肥。

中医认为，耳郭的形状就像一个倒置的胎儿，头部朝下，臀部朝上。身体的任何部位，都可以在耳朵上找到相对应的穴位。

梁文深医师表示，在特定耳穴贴压耳针，可以减少饥饿感。

例如，神门穴可以

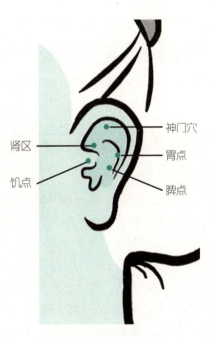

▲可以减重的耳穴

安定神经，避免因紧张或情绪不安而想吃东西；"饥点"可刺激大脑的食欲中枢，抑制食欲；"脾点"能促进胃肠蠕动，使排便保持顺畅，减少腹部脂肪堆积；"胃点"有助消化、调节食欲的功效；"肾区"能固肾利水，消除下半身水肿等。

养肾小秘方　吃出瘦身力

有些肾虚型肥胖者食量并不大，只是因为消化缓慢而发胖，这类人只要吃对食物就有利于减重。

肾阳对于促进生理代谢活动具有重要的作用，所以多吃补肾阳的食物，可以达到瘦身的功效。例如，羊肉、韭菜、核桃、黑豆、猪肉，以及动物的肾脏等。

另外，也可以试试下面这款"去虚热胖茶饮"，能改善虚胖及下半身水肿（尤其是小腿）的现象。

材料：车前子25克（布包），黄芪10克，荷叶7克，麻黄5克，山楂5克，陈皮5克，甘草5克。

做法：将上述药材放入400毫升水中加热后，再用慢火熬煮10分钟，去渣饮用。平时当茶喝，可消水肿。失眠者须去掉麻黄。

4. 肾精是耳朵的"助听器"

在数千年前,我们的老祖宗就已经知道可以通过五官的异常表现,读出体内脏腑的问题。神奇的论病法可以与近百年才发明的X线、超声波相媲美。

肾气虚会使耳窍得不到营养的濡养

根据中医望诊的望五官理论:"心开窍于舌,脾开窍于口,肺开窍于鼻,肝开窍于目,肾开窍于耳。"所谓的"窍"就是脸部的五官七窍,即两眼、两耳、鼻、口、舌。人体的心、肝、脾、肺、肾五脏精气分别通达于七窍,所以当五脏有病时,就能从五官的变化中反映出来。

"肾开窍于耳",听力的好坏和肾有着密切的关系。上了年纪的人,即使身体还算硬朗,没什么大病,但是会有听力下降或耳鸣的症状。

这是因为人迈入老年后,就会"年老气虚",这里说的"气虚"就是肾气减弱。肾气虚了,耳窍得不到营养的濡养，便会出现听力减退、耳聋失聪等现象。

肾虚型的听力退化通常会伴随腰膝酸软、记忆力减退等现象。

耳朵和肾的外形极为相似。"肾主骨生髓，骨为髓海"，骨的生长要靠肾，中老年人的肾中精气在逐渐地衰弱，"髓海不足则脑转耳鸣"，耳朵得不到足够的精气来濡养，所以会出现耳鸣、听力下降。

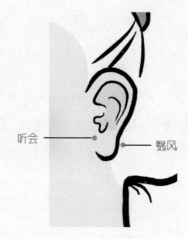

▲改善重听、耳鸣的穴位

要想延缓衰老和改善重听耳鸣，就需从补肾入手。补肾可以增加全身器官的能源，当肾的力量强大了，耳朵就能够获得更多气血的滋养。

此外，平时按摩耳垂后面的翳风穴（在耳垂后方骨骼凸起处的前方凹陷处）和听会穴（耳珠前下方，将嘴张大后空凹的地方即为穴位），能增加内耳的血液循环，有保护听力的作用。

过劳、压力大有可能失聪

听力下降，并不是老年人的专利，有的人因为压力大也会出现。

压力大之所以会导致听力受损，是因为人在过度紧张时，肾上腺素的分泌会增加，这会导致内耳的小动脉收缩，造成耳内血流变慢而供氧不足。

此外，熬夜、过劳、睡眠不足等，也会使自律神经过度兴奋，导致血管异常收缩，影响内耳的小动脉循环，损害听力。

5. 以肾为本，兼顾其他脏腑，就是长高良方

对于望子成龙、望女成凤的父母们来说，小孩的学业和身高往往是他们较为关注的，人人都希望自己的儿子能长得高壮挺拔，女儿拥有修长姣好的外形。

能不能长得高与遗传有关。肾为先天之本，先天的遗传与肾气有关，这有点类似西医学中"基因"的说法。

骨骼的营养来自骨髓，而骨髓是由肾精所化生。肾精就像脑下垂体的生长激素，能刺激骨骼发育。如果肾气不足，骨骼就长不快，从而就会影响到生长发育，导致身高矮人一截。

但是，王凯锵医师也指出："拥有基因，与基因会不会表现出来是两回事。"所以并不是"基因决定一切"。肾气固然是长高的根本，但还需要其他四脏六腑的配合。即使先天不足，也可以通过后天的调理，做到饮食均衡，养成良好的生活方式

等，达到"高人一等"的目标。

1岁前与青春期是长高的关键期

人的一生中生长最快的两个时期，分别是出生到1岁期间和青春期这两个阶段。

其中，出生后的第一年，平均会长高25厘米。青春期时，女孩平均长高8厘米，男孩平均长高10厘米。青春期过后，生长板会慢慢愈合，长高的空间就会减少。

所以，想要帮助孩子长高，就要抓住这两个关键时期。

《黄帝内经》对于人体生长与肾气的关系，有这样的描述："女子七岁，肾气盛，齿更发长；二七而天癸至，任脉通，太冲脉盛，月事以时下，故有子；三七，肾气平均，故真牙生而长极"、"丈夫八岁，肾气实，发长齿更；二八，肾气盛，天癸至，精气溢泻，阴阳和，故能有子；三八，肾气平均，筋骨劲强，故真牙生而长极"。

也就是说，女性每隔7年会发生一次很明显的改变。女性一七,也就是7岁时,生长之气旺盛;二七即14岁时,女孩逐渐成熟,开始有月经。

男子则是每隔8年会出现一次生理上的变化。男性在8岁时,肾气充实,头发茂盛,牙齿更换;二八即16岁时,生殖系统开始发育,拥有生殖能力。

"女生与男生在年龄上,可以分别以'七进位'与'八进位',调节不同阶段的身体状况。"王剀锵医师这样说明。

调养体质可以长高

肾气充盈,骨骼便能快速生长,而肾气充足与否,又与脾胃相关联,因为脾胃主导人体的消化吸收与气血的循环,脾胃强健则可以增强营养的消化吸收,有助于生长发育,因此坊间销售的转骨方药材多以补脾肾为主。例如补肾气的药材有生地、杜仲、山药;健脾、增加胃口的药材有神曲、山楂、麦芽。

任何中药方都必须根据个人的体质来做调整,转骨方也是一样。例如,有补气功效的党参、黄芪，有补血功效的当归、川芎，有活血功效的川七、红花，能减轻精神压力的远志、柏子仁等，都应在中医师的建议下，视个人的状况酌量加入。

至于开始使用中药增高转骨方的时间，王剀锵医师认为，可以根据上述"女七男八"的生命节律，女生可在11～12岁，男生为12～13岁，适时调养进补，为健康的成长做准备。

在停止发育之前，"转骨方"通常都有效，等到生长板闭合后，想长高的希望就很渺茫了。

减压和营养也很重要

王剀锵医师强调，"进补"只是辅助措施，充足的睡眠、正确的运动、均衡的营养，以及避免压力，是决定生长的关键。

他指出，现在不仅是大人觉得生活过得辛苦，小孩子也饱受来自学业的压力，常常学习到三更半夜。压力大会伤肾，使肾精不足，导致生长激素分泌减少，进而影响到生长发育。老一辈常说的"一暝大一寸"是有其科学根据的。因为生长激素的分泌在夜晚达到高峰，熬夜或睡不好，都会影响生长激素分泌，如此就不易长高了。

在饮食方面，除了要摄取充分的铁质、钙质、蛋白质外，还要注意千万不要吃生冷食物，因为寒凉之物会使生长发育变缓慢，而且还会伤脾胃。

按压或针灸有助于发育的穴位：涌泉穴（脚趾第二、三趾下方，脚掌的前1/3处）、足三里穴（小腿前外侧，膝盖下方3寸处，约四指横幅宽）、三阴交穴（小腿内踝上3寸处），也可以刺激膝盖骨头生长板，促进长高。

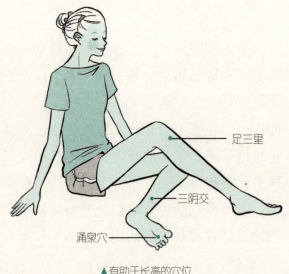

▲有助于长高的穴位

> **养肾小秘方** 提前长高并不一定是好事

"转大人"需要靠性激素与生长激素的作用。由于现在营养过剩,加上环境激素的影响,不少孩子提前早熟了。

小孩子长时间暴露于环境激素之中,性激素的功能就会受到干扰,导致发育提前,个子不容易长高。

一般人会接触到的环境激素,主要来自于食物,例如鸡皮、鸡屁股、高脂肪食物。当然,还包括快餐。

如果小女孩7岁前生长速度明显加快,出现了第二性征,比如乳房变大、长出阴毛;男孩在9岁前生长速度突飞猛进、第二性征提早到来等,这时一定要特别注意。虽然提前进入青春期,短时间内身高可能会激增,但生长板也会提前愈合,最后身高可能远不如预期。

6. 拒绝腰酸背痛

大部分的腰酸背痛是由腰背部肌肉、神经等因素引起的。这种疼痛是身体对你的善意提醒,告诉你腰背已经不堪重负了,必须让它们休养生息了。

还有一部分腰酸背痛现象却是一种警讯,它在提醒你——肾脏出现毛病了!

肾脏是泌尿系统里很重要的器官。肾脏生病时不会有感觉,等到有疼痛感的时候,就为时已晚了。

会引起腰背疼痛的肾脏疾病

从西医的观点来看,腰痛和肾病无绝对关系,神经肌肉所引起的疼痛,是腰酸背痛中最常见的原因。

可引发腰痛的肾脏疾病大致可分为:急性肾盂肾炎、肾结石、肾肿瘤、遗传性多囊肾等。

- **肾结石**:肾结石其实是尿结石的一种,患者尿液中的溶解物质因各种原因沉淀、潴留在肾中,形成大小不等的结石。大部分的腰痛或绞痛都是因为肾结石掉落到输尿管造成尿液阻塞而引起。结石阻塞输尿管后，尿液排不出就会产生疼痛，有时会令人痛得受不了。

- **急性肾盂肾炎**：因细菌感染所引起，其中绝大部分是先有尿道炎或膀胱炎，再向上感染到肾脏。除轻叩腰部会有痛感外，还会产生尿频、小便灼热及疼痛感、血尿、呕吐、发热等症状。

- **肾肿瘤**：除了腰痛外，可能会合并血尿和体重减轻的症状。肾脏肿瘤引起的疼痛多位于肾区，由于肿瘤是慢慢长大，所以疼痛的性质多为钝痛，有时痛，有时发酸，除非是末期癌症，一般很少会引起尖锐的疼痛或绞痛。

肾气一虚，腰必痛矣

中医认为，腰、脚痛且无力一般与肾有极大的关联。

肾位于腰部两侧后方,因此又称为腰子。"腰为肾之府",府就是府地、宅地,也就是家的意思。腰是肾的家,如果肾不好,首先就会表现为腰部无力、酸痛。

肾虚的人,腰、脚会感觉无力,而且疼痛不适感会一路从腰、臀、腿后侧一直延伸至脚底。因为膀胱经的分布是从腰部、臀部、大腿后侧、小腿后侧、脚跟到脚底,如果肾脏出现问题,膀胱经所循经的部位便容易抽筋,脚底也会感觉疼痛。"不仅站着难受,就连坐着也会难受。平常想站却站不稳,因为腰脚的支撑力不足,脚抬起来困难。"王凯锵医师这样形容。

脊椎关节、膝盖关节、坐骨神经的非劳动退化性病变,以及椎间盘萎缩、骨质疏松等,都是肾虚所引起的。

敲带脉能治腰痛兼减肥

改善肾虚腰痛的问题,可以从敲带脉着手。

带脉是绕行腰部的一条神奇经脉,大约是在穿裤子系腰带的地方。

带是腰带、束带的意思，引申为约束。有"总束诸脉"、维持调和下腹部器官的作用。人体上其他的经脉都是纵向的，唯有带脉是横向地环绕一圈，就好像一条绳子将所有的经脉系在一起。

带脉有三个很重要的穴位，分别是带脉穴（以肚脐为中心画一条横线，从腋下画一条线，两条线的交点）、五枢穴（带脉穴下四指横幅宽处）、维道穴（在五枢穴前半寸处）。其中，带脉穴不但可以治疗腰痛，还可以减肥。

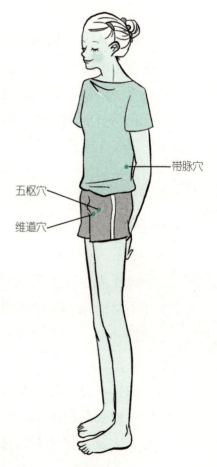

▲缓解腰痛的穴位

7. 肠道出清，强化排便力

"多久上一次厕所？""有便秘的现象吗？"等这类问题常被中医问到。

对中医来说，"问两便"是重要的问诊项目之一，因为人的健康状况会反映在大便和小便上。"欲得长生，肠中常清，欲得不死，肠中无滓。"这句话充分说明了大便通畅，有助于延年益寿。

便秘是检测健康的指标

现代人生活忙碌，常吃低纤维的速食，不常喝水，不常运动，即使有便意，也不及时去排便；加上情绪不稳、服用药物或滥用营养补品等其他因素，就会造成便秘。

便秘对健康的杀伤力非常大。长期便秘的人，肠中粪便积存的毒素每天都会被人体吸收，易产生头痛、头晕、记忆力衰退、精神不易集中等现象，而且还会使脾气变差或内分泌失调等。

赖荣年医师说，便秘的人说明身体可能有异常状况了，比如大肠蠕动变慢、骨盆腔松弛，膀胱、前列腺或卵巢有问题等。

女性相比男性容易便秘，原因包括：女性腹肌推动肠道运动的力量比男性弱；女性在月经前容易便秘，是因为黄体酮激素有抑制大肠蠕动的作用。

还有，女性怀孕时，因为黄体酮激素的分泌增多，以及增大的子宫压迫到肠道，也会导致排便困难。此外，便秘也有可能是肿瘤压迫到肠道的警讯。

王剀锵医师进一步补充说明到，"肾主二便"，肾是二便的幕后主管。当肾脏功能不佳时，肾气不足就会造成排便无力。肾阴虚型的便秘，有便干、尿黄的症状；肾阳虚型的便秘，则合并有腹泻（如：五更泻）、腰膝无力的症状。

摩腹能改善恼人的便秘问题

胃肠蠕动减慢是所有便秘患者的共同特点。

赖荣年医师举了一个例子，小狗在大便之前会一直绕圈圈，这是它在加强肠胃蠕动，激发排便欲望的方式。同样的道理，人体达到一定的运动量，也可以促进肠胃蠕动，解决便秘的问题。

平时按摩腹部也可以改善肠胃蠕动。例如单手握拳，以肚脐为中心，按顺时针方向绕圈按摩腹部，从中心慢慢向外扩大，一直按摩至左下腹，每天按摩30下。

有便秘的人，通常按到左下腹会觉得硬硬的，这个就是宿便堆积的位置。

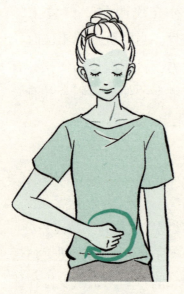

▲摩腹治便秘法

8. 美发黑发，从养肾开始

头发可以说是让一个人看起来年轻或苍老的重要因素之一。如果满头白发或是秃头，往往会让人看起来比实际年龄老十几岁。

三千发丝跟肾的健康状态息息相关。少年白头的人说明先天不足，在母亲的肚子里肾精就亏虚了，只能通过"后天之本"的脾胃来补充。

肾精耗损，头发白得快

"肾者，其华在发。"这句话的意思是说，肾功能的盛衰会表现在头发上。肾功能正常的人，头发黑亮有光泽；肾功能不好的人，头发容易失去光泽、干枯如稻草般，或是容易有白发。

在一般情况下，女子"六七，发始白"，男子"六八，发鬓斑白"，也就是说女人和男人分别在42岁跟48岁左右开始长白发。这是正常的生理现象。

但如果常熬夜、沉溺于夜生活、作息不正常，或是纵欲声色，就会未老先衰，年纪轻轻就严重掉发、出现白发，甚至是满头白发，其原因是身体提前耗气，导致肾气不足。

王剀锵医师说，他曾经接诊过一个病人，白天上班，晚上兼职，回家还要照顾重病的父亲。结果有天早上起来，发现枕头旁掉了大把的头发，一照镜子，赫然惊觉不仅头上秃了一大片，连眉毛也几乎掉光了。这就是因为疲劳过度导致肾虚，使毛囊坏死而造成的。

此外，头发是否有光泽也跟肾有很大的关系。因为"肾主收敛"，如果一个人肾气的收藏能力特别强，头发就会有光泽，而且不容易掉发。相反地，如果肾虚的话，肾精收藏的力量不够，就容易脱发。

伤肝也容易掉头发

中医认为"乙癸同源"，乙即是肝，癸是肾，因此补肾也能同时养肝。

"肝藏血，发为血之余"，意思是说毛发是由血所生的,头发的营养来源于血。所以头发除了能反映上面所说的"肾"的健康状态外,还能够反映"肝血"是否充沛。

"有肾虚的人,肾精就会不足,无法滋生和转化为血,这样就会使肝血亏虚,没有足够的养分送达头皮,所以头发容易脱落。"王凯锵医师解释到。

哪些情况会耗损肝血呢?比如睡眠不好、熬夜等,因为"人卧则血归于肝",只有睡眠充足了,肝脏才能得到修复,否则肝血无法养足,血虚不能上行于头,就会造成毛发枯黄、分叉。

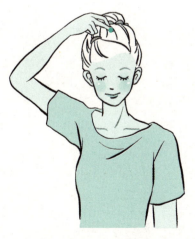
▲黑发、养发可按压百会

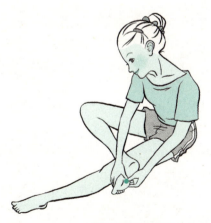
▲能防脱发的涌泉穴

还有，压力过大、心情郁闷也会伤肝，肝气郁滞会影响头发的生长功能。

另外，有人为了减肥，只吃蔬果，不吃肉和主食，造成营养不均衡，肝血不足，头发同样也会提前老化、掉落。

想要保养头发，可经常按压头顶的百会穴（两耳向上至头顶中心交会处），能使头部气血顺畅；经常按压脚底上属于肾经的涌泉穴（脚底中央凹陷约前1/3处，在第二、三趾间），能使人肾精充足，有黑发健发的功效。

9. 从熊猫眼解读健康

眼睑与眼眶四周是人体皮肤最薄的地方,其真皮层布满了静脉血管,劳累、熬夜、失眠、鼻子过敏时,血液和淋巴循环变差,就会使眼睛附近的皮肤呈现浅紫蓝色,看起来比周围的皮肤颜色深,所以眼圈就发黑。

肾虚型的熊猫眼由睡眠不足造成

早在汉朝经典医书《金匮要略》中,就有关于黑眼圈的记载。文中提到:"日赤如鸠眼,目四眦黑。"四眦是眼角,靠近鼻梁处的内眼角为内眦,外眼角为外眦,两只眼睛共有四眦,目四眦黑就是眼眶周围出现黑眼圈。

因为"五脏六腑之精气,皆上注于目",每天每条经脉的气血都流向此处。如果一个人长期熬夜、失眠、过劳,体质就会变得虚弱,肾气不足。"久虚则瘀",就会出现黑眼圈。

"五色入五脏"，肾主水，其色为黑，黑眼圈即是由肾虚引起眼皮水肿、气血运行不畅、眼睛失去养分的滋润所致。

撇去疾病（如：过敏性鼻炎、贫血、肝功能失调等）的因素，很多有黑眼圈的人，生活方式多半不太正常，有经常熬夜、过劳的情况，或过度用眼，如看电视、上网等。这些不良的习惯会造成肾气亏损，让眼睛缺少精气的滋润，使黑色浮于上，形成黑眼圈。

肝肾阴虚的黑眼圈，常伴有肩颈僵硬的问题

"肝开窍于目"，肝是藏血的，眼睛明亮全赖肝血滋养，如果用眼过度，肝血就会损耗。尤其熬夜的话，更是伤眼。因为晚上是补阴血的时候，在该补时不补，反而变本加厉地使用，肝血就会过度消耗。

再从"肝肾同源"的角度来看，肝肾在五行上是"母子"关系，所以肝血亏虚会连累到肾，最后变成肝肾阴虚。

此外,"肝主筋",肝血不足会使眼睛周围的肌腱、韧带和筋膜无法得到滋养和放松,血液循环变差,就会出现黑眼圈。

肝虚筋疲,所以手脚肩颈的肌肉越来越僵硬。虚劳倦怠且全身肌肉极度僵硬的筋膜紧绷型的人,黑眼圈会比一般人严重。

要想改善黑眼圈与眼周的气血循环,可以依次按压下面5个穴位:攒竹穴(眉头凹陷处)、丝竹空穴(眉尾凹陷处)、瞳子髎穴(眼尾外侧凹陷处)、承泣穴(眼球正下方的眼眶凹陷处)、睛明

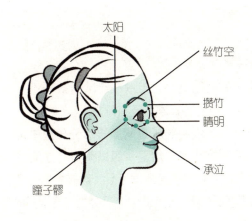

▲消除黑眼圈的按摩法

穴（眼内角凹陷处），顺时针或逆时针方向按压皆可。按摩时用食指轻压，避免按到眼球。按完眼周后，再用大拇指按太阳穴（眉尾跟外眼角沿线的交叉点）。每个穴位按压10秒钟。

也可以搭配食疗法，吃一些有补肾益精功效的药物和食物，如莲子、枸杞和西洋参等。

养肾小秘方 眼袋能透露健康的秘密

除了黑眼圈之外，反映一个人健康与否、是否过度挥霍生命的检验标准，还有眼袋。

例如，下眼睑肿胀说明肠胃水分代谢失常；眼袋下垂，表示脾胃之气虚弱；眼睛附近产生皱纹，表明肺脾两虚，以致皮表润泽度不足；眼袋色暗、色赤或色紫，则多有肝气虚、肝血滞，以及体力过度消耗的情况。

10. 女性必知的月经调养术

如果说内分泌失调会造成月经周期不正常,相信大家都很容易理解。但如果说月经不调跟"肾"有关系,许多人都会觉得疑惑,究竟这两者有什么关系?

月经周期,就是身体里的潮汐

一如之前提到的,《黄帝内经》里记载:"二七天癸至,任脉通,太冲脉盛,月事以时下……"二七就是14岁左右。天干、地支里的壬、癸在五行里属水,是先天的一种物质,相当于现在所说的雌性激素。

雌性激素开始分泌、发挥作用后,接着任脉开始通畅,冲脉也逐渐壮大,在这些力量的共同作用下,月事就会按时来了。

冲脉和任脉都源自于胞中,也就是子宫,所以冲任二脉气血的盛衰对子宫的影响甚大。

"任脉通",就是我们常听到的"打通任督二脉"中的任脉。任脉是行经我们腹部正中的一条经络,属于奇经八脉里的一支。任脉和督脉是这八条脉里面最重要的两条。

任脉的"任"又与"妊娠"的"妊"字意思相通。如果任脉通了,气血和肾精充足后,于是就具备了怀孕的条件。如果任脉不通,就会有不孕的问题。

"太冲脉盛"指的就是冲脉,也是从肾精化生出来的。因为能调节五脏六腑的气血,所以又称为"血海"。"冲",意思就是像大海的波浪一样,海水有潮起潮落,女人的经期也有如一个波浪,每28天是一个周期,波浪一推,血就下来了,血下来以后,波浪就退了。

综观上述说法,月经顺畅跟3个因素有关:第一,要有天癸;第二,任脉要通;第三,冲脉要盛。

月经的周期变化,是受"肾气——天癸——气血——胞宫(子宫)"间的协调支配:肾气化生天癸,天癸激发冲任,冲任起于胞宫,其气血下行为经。如果肾气不足,就会使冲任失调,气血停滞,导致月经紊乱失调。

也就是说,肾气主导了月经周期的正常与否,当肾气充足,精血旺盛时,月经自然就通畅顺利。

其实这个观点跟西医的观点不谋而合。西医认为月经受"丘脑-垂体-卵巢-子宫"内分泌生理轴支配,和中医的观点基本是一样的,只是名称不同而已。

垂体主要就是控制内分泌,与天癸的作用一样。当内分泌发生异常时,月经量和月经周期都会受影响。

肾经出于水,经调百病消

月经是女性健康的指标之一,如果月经顺畅、周期正常,则表明身体新陈代谢、内分泌功能正常。

"经调则无病,不调则百病丛生",要调理月经不规则的情况,就要从调理上述的任冲二脉与补肾着手。

下面有几个重要的大穴,是身为女人不可不知的。

关元穴,在肚脐眼下方3寸(四横指处),能够同时调理任脉和冲脉。关元穴也有"第一性保健大穴"的称号,古人认为它是男子藏精、女子藏血之处,能培补元气、肾气,对于各种男科或妇科的问题都能治疗。

血为女子之本,所以解决月经问题少不了血海穴,其位置在大腿前内侧,膝盖骨内侧上方2寸处(三横指处)。血海属于脾经,脾"主运化而统血",所以专治气血相关的疾病。

还有三阴交穴,也是妇科疾病的关键穴位,不但能调理月经,还能祛斑、祛痘、去皱,位置是在内脚踝上方的3寸处。三阴交,就是指肝、脾、肾3条阴经的交会穴,脾能化生气血,统摄血液;肝藏血,肾精又生气血。只要气血充足,月经不调的问题就可以迎刃而解。

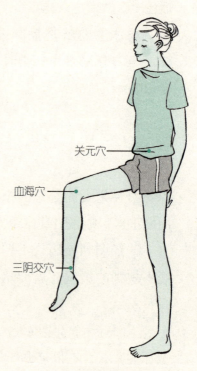

▲调理月经的穴位

11. 不孕不育，都是肾虚惹的祸

根据统计，目前中国台湾正值生育年龄的夫妇中，大约有15%的夫妻有不孕的困扰，平均每六七对夫妻就有一对不孕。全台湾不孕的夫妻约有20万对。

再把地域扩展到全世界，全球则有10%以上的夫妻有不孕的困扰。

有些人在婚后正常的性生活下，没有采取任何避孕措施，超过一年仍未受孕。还有人做过试管婴儿，最后也没有成功。

原因究竟是出在哪里呢？

你的生殖系统疲劳了吗？

身为妇产科医师，同时也是中医师的赖荣年表示，不论是不孕，还是不育，基本上都与"肾"脱不了关系。因为"肾主生殖"，不孕不育就是生殖系统疲劳的缘故。

对于女性而言，会严重干扰不孕的病症，包括：子宫内膜异位症、子宫内膜发炎、输卵管阻塞、排卵异常、早期卵巢衰竭、多囊性卵巢等。这些疾病，从中医角度来看，包括子宫、卵巢等，都受肾功能的影响极大。

此外，现在许多女性也是职业妇女，常常家庭、工作两头烧，造成"上耗心神、下吸肾精"的过劳现象，变成肾虚体质，进而造成不孕。

至于男性不育也是因肾虚所引起。造成肾虚的原因，包括长期饮食没有节制，经常大鱼大肉；或压力太大，情绪抑郁；又或者是长期出入声色场所，因应酬或娱乐的过劳所造成。

简而言之，肾气旺盛的人易受孕，一旦肾精亏虚，全身功能低下，就容易引起不孕。

自制鸡精，是治疗不孕症的最好方法

对于不孕，赖荣年医师有独门的治疗方法。

"我大概是推荐患者喝鸡汤最多的不孕症医师了！"他笑说。

在中医古籍中就有记载，鸡有补气益精、补肾清虚热、强筋骨、活血脉、调月经、止白带等许多功效，因此他治疗不孕症时，通常都会建议患者买鸡来做鸡精喝。

根据赖荣年医师的经验，目前市面上所销售的鸡精，浓度都不足以达到有疗效的程度。他建议还是自己买全鸡熬煮。用超市所卖的鸡熬煮，约可汲取两碗汤汁。而用土鸡的话，鸡汤则会多2~3倍的量。

至于卵巢功能不足或早期衰竭、虚热性体质的不孕女性，可以多吃含胶质的部位。在吃之前先去掉鸡汤浮油，或炖烂鸡爪，取其胶质成分。

自制鸡精的方式如下：

（1）将头、爪剁掉，鸡腹内的脏器清洗干净，切成五六块，入锅前用刀背轻拍打过。

（2）把15克枸杞、核桃放入碗中，然后把碗放锅内。

（3）在碗上方放一个中间有筛洞的不锈钢蒸盘，然后再把鸡放在不锈钢蒸盘上，让炖煮后的鸡汁可以通过筛洞滴漏而下。

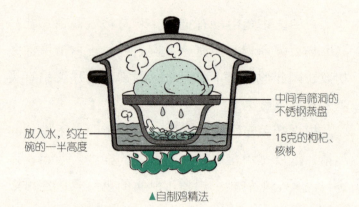

▲自制鸡精法

(4) 在锅内放入水,高度约为碗的一半。用中火炖煮4小时,注意不要使水烧干。

(5) 取出盛装鸡汁的碗,待冷却后去除表面的鸡油,趁温热饮用,一天可分数次。可依个人口感加少许盐。

12. 憋尿小动作，是肾的大危机

几乎每个人都憋过尿，许多人也练就出一身好忍功。

但是尿憋久了，小心泌尿道感染会找上身。此外，尿液回流到肾脏也会造成肾积水引发尿毒症等并发症，最后甚至可能要靠透析度日。

尤其是女性比男性更容易罹患泌尿道感染疾病，因为女性的尿道口离阴道和肛门相当近，很容易因为不当的卫生习惯或经由性行为，将病菌带入尿道，进而进入膀胱，引起感染。

憋尿伤肾又伤肝

我们喝水后，水分经过胃肠道吸收进入血液中，血液在全身循环，带走各器官的代谢废物。当血液从静脉流到肾脏时，相当于通过一个庞大的过滤网，在这里每分钟过滤血液120毫升，最后，血液中多余的水分、毒素都被收集到肾盂中等待排泄，其余有用的物质则经由动脉继续巡行全身。

也就是说，尿液中携带的都是废物。如果长时间把尿憋在膀胱中，就像是没有流动的脏水，很容易滋生细菌及沉淀物；而且细菌会经输尿管逆行到肾，影响膀胱的收缩力，导致尿路感染和肾盂肾炎等炎症。

这类感染一旦反复发作，就会引发慢性感染，出现腰酸背痛、尿频、尿急等症状，还可能发展成急性尿毒症。

此外，最近的研究还发现，憋尿不但会伤肾，更会伤肝。因为憋尿会使流经肝脏的血液、胆汁流量减少，引发肝细胞的炎性反应与细胞凋亡基因表现。

中医也认为，膀胱排泄水液是靠肾的作用，憋尿会使积存的小便成为水浊之气，损害肾脏。

憋尿憋出的4种常见病

尿路发炎已是现代人常见的一种病症，很多人是因为习惯性及压力型憋尿，加上工作一忙忘记喝水，时间一长就会出现尿频、尿量变少、尿不干净的症状。有时候只要自我警觉性高,多喝水、多休息自然就会好,但如果持续操劳,并且没有及时补充水分,病菌会在尿道、膀胱、输尿管中快速滋生,很快就会蔓延到肾脏,引发急性肾炎。

憋尿这个极其常见的动作,对身体健康却有着极大的影响,以下4项就是一般人最常憋出问题的病症。

✪膀胱发炎

憋尿会使膀胱胀大,膀胱壁血管被压迫,膀胱黏膜就会缺血。当身体抵抗力差时,细菌就会乘虚而入,造成"急性膀胱炎"。

膀胱炎会使膀胱壁变得较敏感,尽管积存的尿液不多,也会急着想上厕所,可是一次却只能尿出一点点。

大部分的膀胱炎还会引起尿道黏膜发炎,小便时会出现灼热感,通常还会伴随血尿的情况。比较严重的膀胱炎患者,甚至会出现发热、并发肾炎等症状。

✪ 尿道感染

憋尿会造成尿道长时间没有尿液经过,尿道口处的细菌无法被冲走,大量细菌就会在尿道聚集,很容易引起发炎。尤其尿流不通畅的人(例如:前列腺肥大、障碍性排尿或结石),尿道感染的发生率会比正常人高出许多。

✪ 膀胱损伤

憋尿太久会使膀胱过度胀满,导致膀胱壁肌肉层变薄,时间一长肌肉层就会出现纤维化而降低弹性,导致膀胱收缩力变差,产生小便疼痛、尿频或尿不干净等后遗症。

如果膀胱的神经受损严重,膀胱括约肌就会无力,甚至会造成尿不出来的后果。

✪ 前列腺炎

男性如果水分摄取不足或憋尿,使排尿次数过少,细菌就会趁机侵入引发尿道感染,严重时,尿液甚至会经由输精管倒流至前列腺或副睾丸,引发前列腺炎或副睾丸炎,最严重的可能还会导致不育。

养肾小秘方 喝水"洗肾"法

预防泌尿系统感染,除了要避免憋尿,还要多喝水。

如果长时间不喝水,尿量就会减少,尿液中携带的废物和毒素的浓度就会增加。一些常见的肾结石、肾积水等肾脏相关疾病,都是和长时间不喝水有密切的关系。

每天至少要喝2000毫升的水,一方面可以稀释炎性物质的浓度,另一方面还可以促发排尿,将附着在膀胱壁与尿道中的细菌冲刷掉,帮助肾脏充分排出废物和毒素。

13. 存骨本顾骨骼，预防骨质疏松

骨质疏松症现在已是全球第二大流行病，仅次于心血管疾病。

中国人的骨质疏松程度，更是亚洲国家中最严重的。根据中国疾控中心的调查结果显示，当前中国已有9000万的骨质疏松症患者。就人群分布特征来看，骨质疏松症患者中70%为女性，30%为男性。在我国50岁以上女性中，5人中就有1人患有骨质疏松症。

大家都知道骨质疏松与缺乏维生素D和钙有关系，其实从中医的角度来说，它跟"肾"的关系很密切。

年龄，决定骨骼的密度

骨头这种人体中最硬的组织，为何会变得脆弱易断？梁文深医师分别从中、西医不同的角度做了

说明。

他指出，骨头中的钙质每天都在储存，同时也在流失中。一个人在30岁前后，每天储存到骨头里的钙质的量和速度，远大于流失的量和速度；30岁之后，流失的量就开始大于储存的量。

因此，30岁以后骨骼就会因钙质的减少而开始慢慢变脆弱，以致骨质密度逐渐减少，骨头变得易碎、有孔洞，这就是骨质疏松症。严重的话，容易导致骨折，甚至造成瘫痪。

这种流失大于储存的情形，女性比男性明显，尤其是停经后的女性。因为过了更年期，女性的雌激素分泌突然减少，而雌激素是累积骨质的重要原因之一，因此罹患骨质疏松的风险比男性或其他年纪的女性高得多。

"骨头钙质的储存就像储存退休金。我们年轻时多储存一些钱进去，年老时就可以有更多的储蓄来使用。但如果年轻时钙质的储存过少，等到年老时不够用，就容易破产（骨折）。"梁文深医师这样形容到。

骨质疏松症是一种"无声无息"的慢性疾病，

如果不去做骨密度检查，很多人都是在骨折之后才发现，原来自己早已患上了骨质疏松症。

骨密度检查有几种方式，包括做X线、超声波、单光子骨骼密度测定、双光子骨骼密度测定，以及双能量X光骨密度检查等。

肾虚致骨痿

在中医学里，并没有"骨质疏松"这个病名，但有骨痿、骨枯、骨痹等类似的说法。中医认为骨质疏松是因为气血不足、长期过度劳动，或大病过后造成肾气亏虚所引起。是一种因为肾气不足使得骨髓生成减少，进而导致骨质疏松、容易断裂的退化性疾病。

中医认为"肾主骨"，也就是说，骨骼的问题与肾有关。"骨骼方面如果出现问题，责任主要在于肾。"梁文深医师说。

肾能分泌促红细胞生成素，活化维生素D。如果肾虚，就不易吸收维生素D与钙质，会造成骨骼不健全，影响发育，出现骨质疏松、牙齿松脱等情况。

这样补钙才正确

补骨食品吃得多,不代表身体都能吸收。如果饮食习惯差,加上缺乏运动,就会变成气虚体质,无法完全吸收所摄取的营养素。尤其盲目过度补钙,反而会使体内累积过多的钙,很可能导致肾、膀胱结石,危害健康。

最安全有效的补钙方式,是在日常饮食中加强钙的摄取量,而且食物补钙比药物补钙更安全,不会引起血钙过量。例如小鱼干、豆类制品、深绿色蔬菜等,都是高钙食物。

避免过量饮酒、咖啡或茶,避免摄取过量的蛋白质,以及晒太阳、进行户外运动,将有利于钙的吸收和利用,这些都是安全的补钙方法。

从中医的角度来说,补足肾气,才能将摄取的补骨营养素储存到骨骼中,转化为骨本。补肾气除了能强化骨本之外,还能通过体内气的循环,使肝气、肺气、心气充足,进而调节身体机能,有抗衰老的作用。

在中药材里,枸杞、红枣、黑枣等都是高钙食物。平常可以泡一壶枸杞菊花茶、红枣枸杞茶等低热量的高钙饮品当茶饮用。建议将果肉一起吃下去,这样会获取更多的钙质。

第 3 章

10招打造强肾力

1. 黑色食物就是青春秘方

现代人生活压力大,在下班时段,几乎每个人都拖着疲乏的身躯。除了工作伤神、经济压力烦人,而且还要为家里事操心,这些都让身体不能得到好好地休息,许多人刚年过30,就开始有衰老的现象了。

遇黑三分补

护肾是延缓老化的关键,中医认为黑色食物(也包括紫色、深褐色)可以补肾。

王凯锵医师表示,中医有"五色入五脏"的说法,即不同颜色的食物或药物可以归属于人体不同的脏器,例如红色入心,青色入肝,黄色入脾,白色入肺,黑色入肾。根据"药食同源"的道理,按照脏器所对应的颜色来选择食物,吃黑色食物能够补肾气。

中国人还有句俗话"遇黑三分补",认为黑色食物的滋补功效高，例如，能降血脂的黑木耳，可以预防动脉硬化与抗癌的黑豆，具有增强免疫力功能的黑枣，能强肝的黑芝麻，还有可以抗自由基的黑糯米等。

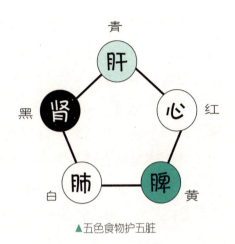

▲五色食物护五脏

根据"药食同源"的道理，多吃这些在日常生活中唾手可得的黑色食物，不仅能护肾、抗衰老，增强身体的活力，而且对身体健康还能产生超值的加分效果。

黑色食物能够帮助延缓衰老，这与其抗氧化性有关。

研究显示，黑色食物的抗氧化功能，比同类的浅色食物高，可以加速清除人体衰老的自由基。比如，黑豆、紫米、黑芝麻等都含有维生素E；紫米中含有丰富的花青素，具有抗癌的功效。

王剀锵医师特别推荐了一道益肾的素食料理，叫作"香莲山药紫米粥"。做法是将香菇、莲子、山药与紫米同熬成粥，然后再加入些许紫菜与松子。

其中，香菇、山药、莲子、紫菜都是黑色食物，符合上述"黑入肾"的观点；莲子能清心热，改善肾阴不足所造成的烦躁、失眠；松子则有补心肾、养血液、润肌肤、止咳嗽、润大肠的功效。这些都是能滋养、呵护肾的最佳食物。

2. 按压能延年益寿的涌泉穴

脚底是离心脏最远、血液最不容易到达的地方，所以最容易受寒。所谓"病从寒中来，寒从足下生"，脚一旦受凉，就会使全身气血循环不佳，造成免疫系统功能下降，百病丛生。

涌泉穴位于脚心，是肾经的源头，而肾是人的先天之本，也是所有中医推荐的养生必用之穴。

长寿第一大穴

"肾出于涌泉，涌泉者足心也"。意思是说，肾经的气就像泉水一样来自于脚底，能灌溉全身各处。涌泉穴是肾经的第一个穴位，也可以说是肾经的发源地。

自古就有睡前搓脚心百次可延年益寿的说法，刺激涌泉

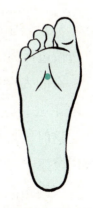

▲涌泉穴是养生大穴

穴,就好比是打开生命的源泉,让生命之水灌溉全身。

涌泉穴在脚掌的前三分之一处,更简单地说,就是五个脚趾用力弯曲时的凹陷处,相当于足部肾上腺反射区的位置。

刺激涌泉穴的一大功效是引导气血下行,也就是把气血引到脚上。如果肾气不足,气就不能往下行,气往上走的话,就会产生高血压、鼻出血、头目胀痛、哮喘等气血上逆的症状。

刺激穴位的方法

涌泉穴比较敏感,按压的时候力度不要太大,以边按边揉为佳,持续5分钟左右即可。

有的人在按压之后不但没感觉,脚底皮肤反而凹陷下去,这就是典型气血不足、肾气虚弱的症状。这时候就不要再用按摩的方式去刺激它,而是改用摩擦或是敷药的方式。

王凯锵医师建议,将吴茱萸粉碎以后用醋调成糊状,或是将热性的蒜、姜汁或姜末敷贴在涌泉穴上，外面再用胶布固定，大约保持2小时即可。或是用艾灸涌泉穴。

有些人脚心总是发热，这样的人最需要按揉涌泉穴。因为他们属于肝火过旺的体质，在肝火受到抑制时，火气不能宣发出去，加上肾阴不足，所以就会脚心发热。这时便需要向肾要点水来浇灭体内的火。

另外，涌泉穴是通肝的，肝功能不好的人，可以多刺激涌泉穴，因为在五行中，肝属"木"，肾属"水"，而水能让树木长得更好。换句话说，肾能给肝脏供应营养。

3. 头凉脚暖的足浴养生法

现代人经常久坐不动,导致足部血液循环不良,时间一长,就容易产生静脉曲张,增加心脏的压力负担,罹患高血压、心脏病的概率也会增大。

中医主张"头凉脚热",但是一般人都是上半身的温度比较高,大约37℃左右,下半身的温度比较低,大概只有30℃,这正好与中医主张的头凉脚热相反,很容易形成所谓的"体寒"。

经常做足浴,可以提高身体的新陈代谢,促进血液循环,还可以放松身心,预防和缓解经前抑郁症。

足浴的方式,可以仅用温水泡脚,或在水中加入两汤匙(吃饭用的瓷汤匙)的姜粉,将双脚浸泡到膝盖下方处,约为三阴交穴(小腿内侧,足内踝尖端上3寸,约四指横幅宽度)的地方。

泡脚时不一定要泡到小腿肚,但如果希望促进血液循环,避免静脉曲张,则可以泡到小腿肚。之后再配合刮痧或按摩,将更有利于血液循环。

泡脚的最佳时间,以吃过晚餐后约1~2小时为宜。水的最佳温度是40℃,时间约为半小时,最好能泡到冒汗。

泡脚之后,腿上的毛孔会打开,这时要把脚擦干,马上穿上袜子或保暖的拖鞋。冬天天气寒冷,如果泡脚后不及时保暖,反而会让寒气入侵体内。即便在夏天,如果开着空调,泡脚后体温与室温相差较大,应该尽快穿上拖鞋。

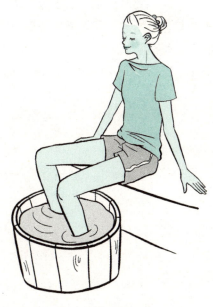

▲足浴养生

养肾小秘方 哪些情况不能泡脚?

（1）腿部有炎性或溃疡性的伤口，或是出血情况严重。

（2）急性扭伤期，宜冰敷。

（3）糖尿病患者、末梢血管疾病患者，或皮肤有异常感觉的老人等，要随时留意泡脚的时间与温度，泡脚后要注意观察皮肤的状况，再决定是否可以继续泡脚。

尤其是末梢神经对热感比较迟钝的糖尿病患者及老人，可能在泡脚时感觉不出水温很烫，等到泡完才发现皮肤都起了水泡，所以最好准备一支温度计提前测量好泡脚水的温度。

4. 双手攀足就能固肾腰

在中国的传统运动中，有一套自宋代流传至今的"八段锦"养生功法。它由8节不同的动作所组成，每一段动作都有明确的健身目的，可以使人永葆青春活力，还能延年益寿。

针对养肾、强肾、抗衰老，致力推广八段锦已有多年时间的王凯锵医师，特别推荐读者练习第八式的"双手攀足固肾腰"（详细图解见第137～140页）。

"双手攀足"是指用两手抓住脚踝蹲下，并让脊柱前屈后伸。"固肾腰"的意思是指能强化腰骨，增强腰肾功能。

这个动作之所以有助于固肾，是因为"腰为肾之腑"，腰部有重要的内脏器官、神经与血管，在伸展腰部的同时，就能压缩或舒展脏器，达到"内按摩"的效果。

另外，脊柱大幅度地屈伸，有助于脊椎的血液循环，能改善骨质疏松。

下蹲可以增加腹部的压力，促使肾动脉的血液循环，使流入肾脏的血液增多，能够提升肾脏的过滤功能。而且，在下蹲起身的同时，脑部血流的运动会发生很大的变化，这对于更新脑部的血液循环、预防老年痴呆症有很大的帮助。

综观上述，八段锦的这个动作，全面体现了"肾"在中医观点中所起到的抗衰老、壮骨、维护泌尿系统功能等作用。

从西医的观点来看，头往后仰和伸背的动作，可以使胸廓上提，而且能够活动颈部，将大量的新鲜血液供给头脑与全身。活动腰部能提高腰腿的柔韧性，防止坐骨神经痛及腰肌劳损。

王凯锵医师表示，有些人的关节僵硬，做弯腰、下蹲等动作时如果觉得困难或疼痛，千万不要勉强自己，应量力而为，譬如手如果摸不到脚踝，将手放到膝盖附近也可以。

第3章 10招打造强肾力

1. 双手捧丹田预备式。脚跟靠拢，脚尖微开60°，双手放在丹田（肚脐下约两指宽处）前方，中指相对，手心向上。收下巴，收尾椎（收臀），肩膀放松，两眼直视前方。

2. 左脚平移至与肩同宽处，吸气的同时，将双手放在肾俞穴（第二腰椎旁开两指宽的凹陷处）的部位。

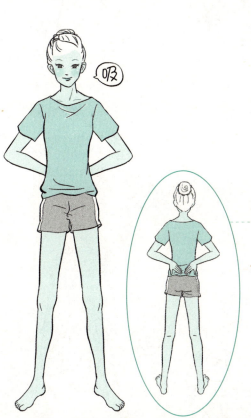

▲背面图

3 吐气,双手顺着尾椎、臀部、大腿后侧、小腿到膝盖后侧下行轻抚,顺势下蹲,最后将双手放在脚踝两侧。

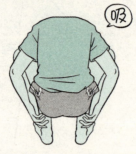

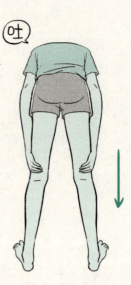

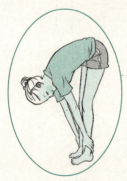

▲侧面图

4 起身、弯腰、蹲下,如此重复3次。起身时膝盖伸直,双手握在脚踝处,同时吸气、低头,眼睛看着膝盖。蹲下时,膝盖弯曲,同时吐气,目视前方。

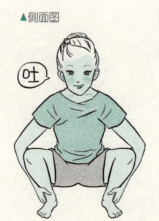

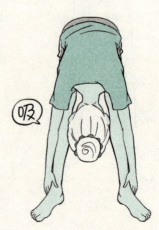

第 3 章　10招打造强肾力

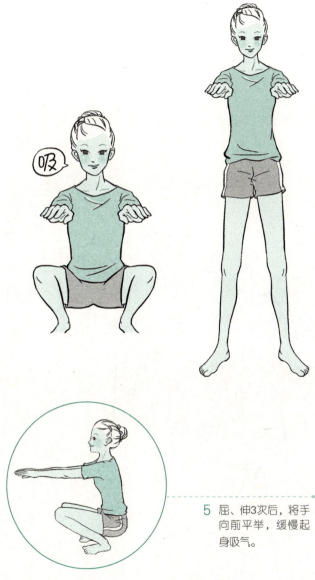

5 屈、伸3次后，将手向前平举，缓慢起身吸气。

▲侧面图

6 完全起身后,双手举至最高点,腰部向后弯。吐气后身体向前还原,双手往前伸。
  动作结束后,双手回到丹田处,并拢双脚,恢复到直立捧丹田的姿势。

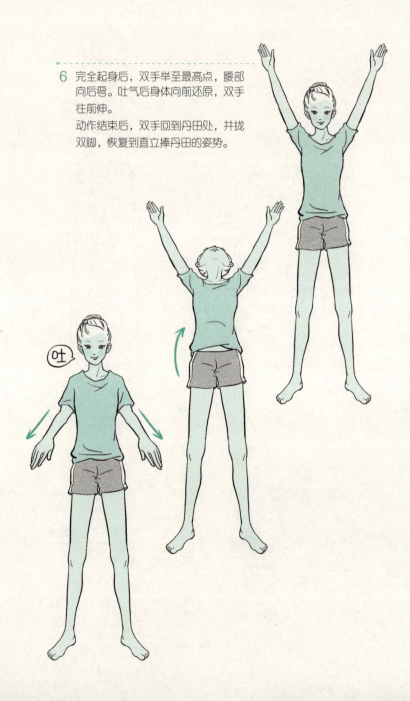

5. 熬夜,就是慢性自杀

笔者请此次受访的医师指点养生之道时,大家都不约而同地强调,一定要尽量在晚上11点前睡觉,最晚也不能超过12点,可见睡眠时间对我们的健康多么重要!

美国肾脏病期刊也曾刊载,一天睡眠不满8小时的族群,肾功能较差。

不要违背身体的生理时钟

赖荣年医师指出,中医养生观讲究的是顺应自然,在什么时间就要做什么事。

所谓顺应自然,就是根据四季春温、夏热、秋凉、冬寒的规律来养生,这样可以减少疾病发生的概率。

一天也相当于一个小四季,古人将一天划分为12个时辰,每个时辰也有不同的养生法则。

例如,早上醒来的时候是"初阳",身体跟太阳一样，开始散发能量，将一夜休养生息的气逐渐散发出来。到中午日正当中的时候，是我们一天的脑力、体力及各种机能最旺盛的时候，这时无论是读书、工作或思考事情，效率都会很高。等到下午两点过后，体力跟脑力开始跟着太阳的热力下降。等到傍晚日落后，就意味着人一天所进行的体力、脑力活动，都应该开始减少。

有些学生熬夜读书，有些上班族夜生活过度丰富，纵容自己拼命地玩乐，睡觉时间愈来愈晚，这些情况都十分糟糕，无异于慢性自杀。

夜晚是阳气收敛和休息的时候，人也是一样。在这种阳气初生的时候，如果不好好休息，仍继续工作或玩乐，阳气就会越来越弱。晚上原本应该休息的交感神经，还要被迫促进肾上腺素分泌，长期下来，就会造成肾气耗竭而气虚，人的抵抗力和免疫力也会随之下降。

"只要违背生理时钟，健康就一定会慢慢亮红灯。"梁文深医师如此强调到。

熬夜容易上火

子时（晚上11点到凌晨1点）是一天中阴气最盛、阳气开始生发的时候。阳气是生命之本，"阳强则寿，阳衰则夭"。

如果这个时候不休息，没有收敛住阳气，长久下来，让阳气一直亢奋地工作，阴气就会受损，从而无法提供足够的阴液来滋养五脏六腑，形成中医所说的"阴虚阳亢"或"阴虚火旺"。

当体内呈现"阴过少、阳过剩"这种阴阳失调的状态时，身体就会缺水，出现红、肿、热、痛、烦等症状，例如口腔溃疡、口臭、便秘、皱纹、皮肤暗淡、黑眼圈等。

除了熬夜，如果还吃辛辣、燥热、油炸或重口味的食物，就犹如"火上加油"，会让身体更燥热。

另外，梁文深医师指出，人类脑部的松果体会分泌一种激素——褪黑激素。褪黑激素除了帮助睡眠之外，还具有降低血压、增强免疫力、清除自由基、强化抗氧化能力等效果。

晚上11点到凌晨2点，是褪黑激素分泌最旺盛的时候，人因此会想睡觉。之后分泌量慢慢降低，大约到早上8点时，就会停止分泌了，所以褪黑激素可以说是维持人体生理时钟的动力。

一旦我们的眼球见到光，褪黑激素就会被抑制住，如果晚上开灯睡觉，会使褪黑激素分泌减少，免疫功能降低，容易生病。因此建议睡觉的时候最好不要开灯。

6. 缓解"肾竭"的补肾呼吸法

赖荣年医师特别介绍了一种"补肾呼吸功法"。

根据他对洗肾患者进行的研究发现，这些被中医认为是"肾竭"的患者，在练习呼吸功法后，洗肾次数减少了，生活品质得到了改善，性功能也显著提升了。

这个补肾呼吸功法，基本上做完一个循环动作约需30秒，最好每天做25～30分钟。不需要任何器具，也不用太大的空间，在家中或办公室都可以做，非常方便。

1 两脚打开与肩平宽,两手自然下垂,两肩放松,自然呼吸。

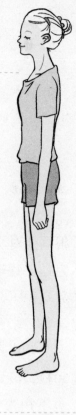
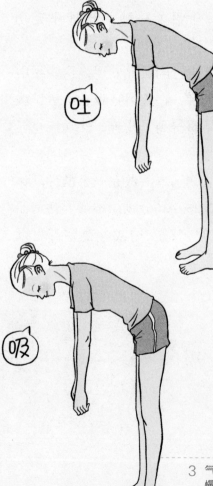

2 用嘴巴或鼻子慢慢吐气,腰部以上的身体慢慢向前倾斜,两手始终自然下垂,两肩放松。
弯腰到约45~50°,感觉上半身的重量全部由腰椎支撑时,暂停数秒,把气吐完。

3 气吐完之后,接下来,用鼻子慢慢吸气。

第 3 章　10招打造强肾力 | 147

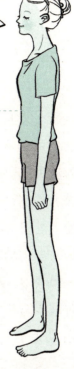

4 在吸气的同时，身体由弯腰状态缓缓恢复直立的姿势。

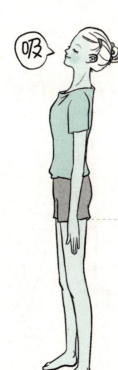

5 两手中指贴于两侧大腿中线（即裤缝处），继续吸气，胸部挺出。当肺部充满气时，憋气暂停数秒，之后再开始准备进行下一个循环动作。

7. 大步走，能拉筋益寿

研究发现，人在过了45岁后，肌力就会逐渐减退。65～80岁的老人，平均每年肌力下降1%～2%。肌力流失越快，发生骨质疏松、跌倒、骨折的风险就越大。肌力减退的主因就是缺少运动。

虽然大家都知道运动对健康有益，但是错误的运动方式比不运动更糟！梁文深医师提醒，许多人平常会从事打球、慢跑等运动，如果事先不做暖身运动，瞬间产生的速度与爆发力容易导致运动伤害。尤其是上了年纪的老人，即使是慢跑，也会增加膝盖的负荷。

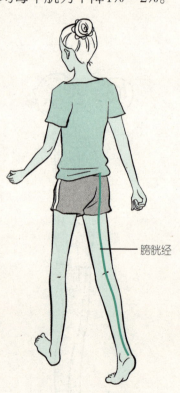

▲跨步走，能拉通膀胱经

膀胱经

因此,他建议大家在运动时要掌握"慢、松、柔"三字诀,可以练习太极拳等低伤害性的柔性运动,或从事最简单、不需要学习的健走运动。

跨步走出好"肾"活

健走不是走路,也不是散步,而是大步走。由于步伐跨得比正常走路的时候大,所以向前跨步的动作,可以增加肌肉的力量,还能刺激位于后侧那只腿脚上的膀胱经与肾经,疏通经络的同时还能舒展筋骨。

膀胱经从脚后跟一直循行到后背,掌管人体最大的排毒通道,就好比是建筑物的污水排出口。如果这条经络畅通,外寒将难以入侵,内毒也会及时排出。膀胱和肾互为表里,刺激膀胱经能补充肾气。

此外,大步走对于长时间久坐的上班族也很有帮助。中医认为"久坐伤肾",长时间坐着不动,人体腹腔会承受巨大的压力,使腹腔和下身的血液循环受到阻碍,影响全身的气血运行。

现在许多上班族动辄一天要"黏"在椅子上8~

10小时，坐时又习惯跷二郎腿，这些坏习惯容易让骨盆后倾，脊椎侧弯。骨盆包覆着生殖、泌尿和消化器官，骨盆歪斜时，就会产生腰酸背痛、痔疮，或臀部麻、痛等症状。

至于女性，问题就更多了，因为骨盆腔内有子宫、卵巢、膀胱、大肠、直肠等器官，久坐会使血液循环不好，产生血瘀、气虚、气滞的现象，出现子宫肌瘤、月经不调、不孕等病症。

大步走能强化骨盆腔的血液循环，伸展关节和其周围的肌肉，让受到压迫的关节和内脏得到放松。

梁文深医师说，只要走起来不觉得太吃力，走得快还是走得慢，其实并不重要。只要迈开步伐大步走，每天持续走20～30分钟，这样就等于拉了半小时的筋。

坚持大步走，勤动腿勤动脚，就能筋长1寸，寿延10年。

8. 神奇的腹式呼吸法

许多人在忙了一天后，会通过推拿、按摩、做桑拿等方式来放松身体，舒解压力。

其实，仅仅这样做，我们的身体只能得到肉体上的放松。真正能舒缓身心的是瑜伽和气功中强调的——呼吸。

短而浅的呼吸只是做虚功

呼吸，一个简单的动作，对身体却有着极大的影响。

绝大多数的人都不会特别注意到自己的呼吸。"呼吸，要有效率，短而浅的呼吸是做虚功。"王凯铿医师这样说。

现代人因为生活步调太快、压力大，再加上对自我的要求高，导致交感神经过度兴奋，形成了低效率的呼吸习惯。

呼吸次数频繁，并不代表身体的含氧量较高。

交感神经兴奋的人，呼吸次数较多，但每次的呼吸都浅而短，就好像明明费了很大的力气去打球，但球就是打不远。

他表示，中医十分推崇的腹式呼吸，能利用呼吸速率放慢的作用，让紧绷的身体放松，进而改善焦虑的症状。因此，他建议大家多练习腹式呼吸，取代平时所使用的胸式呼吸。

让身心都健康的呼吸法

深沉缓慢的腹式呼吸法，强调的是刺激副交感神经。副交感神经负责身体的放松与修复，刺激副交感神经可以使兴奋的交感神经安定下来，当身体逐渐安定下来后，心情自然而然就能放松、愉悦。

腹式呼吸法也是能吸入最多氧气的呼吸法，因为有助于排出更多的二氧化碳和废气，所以可以清理体内的废弃物，增加抵抗力，有效预防衰老。

腹式呼吸还能够让腹部的肌肉运动起来，吸气时腹部鼓胀、吐气时内缩，就像在给五脏六腑按摩一般，能活络脏腑间的气血，有舒筋活络的效果。

腹式呼吸除了能治疗失眠、缓解焦虑，对于减肥和改善一些慢性病症也有效果。

例如，高血压患者可以利用将意念集中在腹部，也就是中医所谓"气沉丹田"的方式，把气引到下半身，以此慢慢调降血压，维持血压正常。

"肾主纳气"，纳就是收藏的意思。人体的呼吸功能虽然是由"肺脏"所主，但是中医认为吸入之气，必须下达于肾，也就是说，越是深沉的吸纳，越能够增强肾功能。只要肺和肾的功能都运作正常，呼吸系统就不容易出毛病。

如果总是觉得缺氧、吸不到气，表明肾功能正在衰退，吸进来的气无法被肾好好藏住，时间一长，还容易患心脏病。

所以，看似简单的呼吸，其实对身体的影响非常大，补肾纳气、养生抗衰老的大事，可以先从练习腹式呼吸开始。

腹式呼吸法这样做

腹式呼吸很简单，就是吸气时让腹部凸起，吐气时压缩腹部,使之凹入。呼吸的过程中,如果搭配观想或冥想,更可达到安神定心的效果。

每天只要抽出30分钟练习腹式呼吸,持之以恒,便能拥有健康的身心,不必担心衰老提前来敲门。

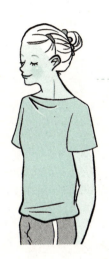

1. 选择一个最舒服的姿势（站、坐、躺随意），将束腹带、腰带等压迫腹部的物品松开。

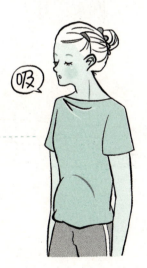

2. 用鼻子深吸一口气，吸气时让腹部鼓起。用心感受空气从鼻子由喉咙，经过胸部再到腹部的过程。可以将双手放在肚脐下方，体会腹部充满气体、鼓胀起来的感觉。

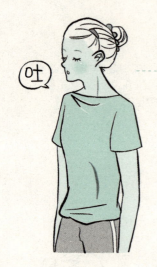

3 让体内的废气从腹部，一路向上带到胸部，再经过喉咙，最后从嘴巴轻轻吐出。
想象把腹腔的空气全部挤压出来，直到感觉腹部紧缩。仰卧时，可以明显感受到腹部的下压力。

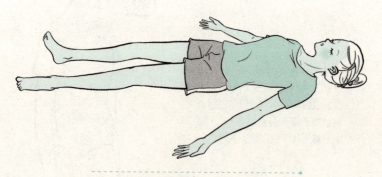

4 睡前进行，可治疗失眠。

9. 流传千年的叩齿、咽唾、提肛、摩腰养生术

中国古代的养生家发现,很多日常生活中的小动作,如果经常做就具有强身健体的效果。

王剀锵医师特别列举了一些简单的养生运动法,动作简单,而且不受时间、地点的限制,在小动作中就能找到大健康,唤醒身体的自愈力。

叩齿、咽唾:肾强腰壮,健脾胃

人到了一定年纪,肾气就会逐渐衰弱,牙齿也会松动。每天早晚叩齿,可以使全身经络畅通,同时还有强肾固精的作用。

"叩齿"是中医养生里很重要的一个方法,通过上下牙齿有节律的叩击,能强肾固精、平衡阴阳、疏通气血,使局部经络畅通,延缓衰老,达到防病治病的目的。

叩齿还能使口腔唾液分泌增多,有助消化。因

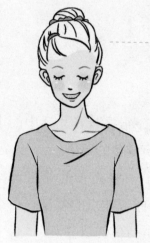

1 口唇微闭,上下牙齿有节奏地互相叩击。

刚开始的时候,可轻叩20次左右,然后逐渐增加叩齿的次数和力度,一般以36次为佳。力度可根据牙齿的健康程度而定。

▲叩齿

2 叩齿后,用舌在口腔内贴附上下牙床、牙面搅动,由内到外、从左到右、先上后下地舔舐口唇及牙齿数次。

"脾归涎,肾归唾",唾液是由脾肾所生,咽唾能健脾胃,强身健体。

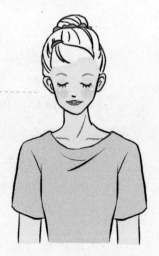

▲咽唾

此在叩齿后再配合吞口水,也就是"咽唾",可以化生津血,滋养五脏六腑。

从现代医学的角度来看,唾液含有免疫球蛋白、氨基酸、各种酶和维生素等,这些物质能参与新陈代谢和生长发育,增强身体的免疫机能。

提肛：紧实臀部，改善尿失禁

有规律地往上提收肛门,然后放松,这种一提一松的方式就是提肛运动,也是中国传统的养生功法之一。

人体臀部的肌肉是由大臀肌、中臀肌和大腿二头肌这三种肌肉构成,如果这些肌肉衰弱了,骨盆就会失去支撑发生歪斜,内脏的运动和血液循环也会变得迟钝。如果情况进一步恶化,就会出现腰痛、肩膀僵硬、下半身肥胖、尿失禁等各种症状。

西医认为,提肛是一种肌肉训练,利用运动来增强尿道外的括约肌,可以预防阴道松弛、尿失禁及感染。可以治疗尿失禁的"凯格尔运动"其实就是提肛法。

中医称提肛运动为"摄谷道",认为其具有提升中气、强壮脏腑和调节气血及阴阳平衡的作用。苏东坡就曾说:"养生长寿古方,肛常提也。"

这个动作简单易行,平时等公车、坐地铁,或是在家看电视时,就可以做做这个能益精固肾、紧实臀部的提肛运动。

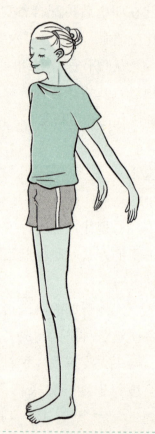

脚后跟并拢,身体直立,双手手心向外,两肩向后缩,急速且用力收缩肛门,并保持收缩状态10秒钟。

摩腰：强筋健骨，延年益寿

摩腰也可以称为"固肾按摩法"或"护肾按摩法"。

因为"腰为肾之府"，腰部又有带脉通过，所以按摩腰部能补肾益气，强腰健骨。按摩命门穴（位于肚脐正后方处）和双侧的腰眼，可以强身健骨、延年益寿。

享年94岁高龄的中国国学大师南怀瑾，平常没事时最喜欢两手叉腰，轻轻晃动腰部，他笑称这个仿佛转着虚拟呼啦圈的动作是"迎风摆柳"。这个看似不起眼的扭腰动作能调理腰部气血，是十分适合中老年人也有益于一般人的养生法。

运动腰部有几种方式，其中一种就像上面说的扭动腰部，这种方法能疏通腰部的气血，让肾回到原本的位置，使肾气不会随着年龄增长而迅速衰减。

还有一种方法是叩腰法，就是双手轻轻握拳，用两拳的掌面轻敲腰部。另一种方法是旋法，就是双手反叉腰，以顺时针方向转腰9圈，再以逆时针方向转腰9圈。

下面再介绍一些常用的护腰养肾法。

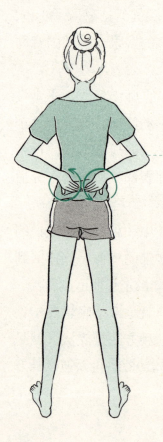

1 揉腰法：搓热双手后，将手心放在腰背处，旋转按摩约20次。

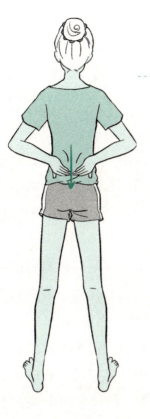

2 擦腰法：搓热双手后，将双掌紧贴在腰部上方，然后用力向下搓到尾椎部位，约搓50次。

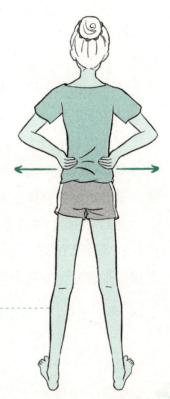

3 抓腰法：双手反叉在腰部，拇指朝前，按在腰部，其余4指从腰椎两侧，用指腹向外抓擦皮肤约30次。

10. 拉拉耳朵，可以护肾抗老

中医认为："眼通肝，鼻通肺，口通脾，耳通肾，舌通心。"相由心生，病由相解，望诊的原理之一，便是根据五官的形状、色泽、肤况，来观察五脏精气是旺盛还是缺乏。

以耳朵为例，它的形状如肾，观其色泽可以得知肾的健康状况。例如耳朵红润有光泽，表明肾气充足；耳郭焦黑干枯，说明肾精亏损将尽。

耳朵上有人体所有器官和组织的相应穴位，如果耳朵有异状，比如局部有条状隆起或点状凹陷，可能是肝硬化或体内有肿瘤；非发炎而形成的红肿，则可能是由肝胆湿热所导致。

下面介绍的3种按摩方法，不论何时何地都可以进行，要注意的是，按摩时动作要轻柔，以不感觉疼痛、耳郭发红发热为原则。

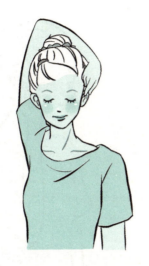

1. 提拉法

范围：耳尖→耳轮→耳垂

提拉法有下列3种方式：

方式一：用搓热的双手拇指、食指捏住耳尖，也就是耳朵的上方，先揉捏发热，然后再往上提拉。

方式二：右手越过头顶，用拇指和食指捏住左耳尖，揉热后向上提拉。除了护肾，还能缓解喉咙疼痛等病症（如上图）。

方式三：顺着耳朵，从耳尖慢慢搓揉整个耳轮，即耳朵的外轮廓，一直揉至耳垂，感觉到微热后，再逐步呈放射性地向外提拉（如下图）。

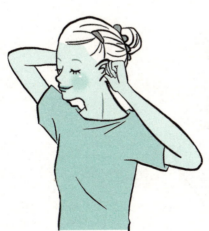

2 按压法
范围：耳屏→耳窝→上耳部
耳屏是外耳道口前缘凸起如屏风的地方，先按压此处至发热，再沿着外耳道口按压到耳窝，停留于此处以顺时针方向按摩。
然后向上按压耳骨，至上方凹陷处停留，以顺时针方向按摩，到发热为止。

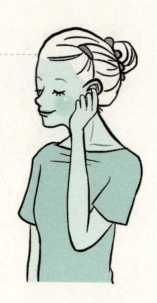

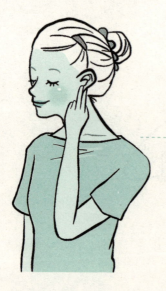

3 指推法
范围：下耳根→上耳根
将中指放在耳垂前，食指放在耳垂后，沿着下耳根向上耳根推，大约推40~50次，会感觉到从耳根开始慢慢发红发热，蔓延到脸颊、头部。